HEYNE <

GABY GUZEK

DIE SUCHT LÜGE

Der Mythos von der fehlenden Willenskraft: Wie Sucht im Hirn entsteht und wie wir sie besiegen

WILHELM HEYNE VERLAG
MÜNCHEN

Dieses Buch schildert die persönlichen Erfahrungen, Ansichten und Erkenntnisse der Autorin. Es handelt sich dabei nicht um einen medizinischen Ratgeber und kann und soll einen solchen auch nicht ersetzen. Die im Buch geschilderten Aussagen, Rezepte und Erfahrungen stellen mithin keine medizinischen bzw. psychologischen Behandlungen oder Therapien dar, weshalb Autorin und Verlag keinerlei Heilversprechen abgeben. Das Buch ersetzt keinen Besuch in der Praxis und kein beratendes Gespräch mit einem Arzt/einer Ärztin. Autor und Verlag übernehmen deshalb keinerlei Haftung für Schäden irgendwelcher Art, die sich direkt oder indirekt aus Nutzung, Übernahme und Verwendung der im Buch enthaltenen Informationen ergeben. Im Zweifelsfall holen Sie sich bitte vorher ärztlichen Rat ein.

FSC www.fsc.org MIX Papier | Fördert gute Waldnutzung FSC® C014496

Penguin Random House Verlagsgruppe FSC® N001967

6. Auflage
Originalausgabe 11/2023

Umschlaggestaltung: DAS ILLUSTRAT, München
unter Verwendung von Motiven von DashaR / Shutterstock
Satz: Buch-Werkstatt GmbH, Bad Aibling
Druck und Bindung: GGP Media GmbH, Pößneck
Printed in Germany
ISBN: 978-3-453-60670-8

www.heyne.de

INHALT

BAGGERN WIR UNS FREI

Wahrscheinlich haben Sie dieses Buch nicht erworben, weil Krimis gerade ausverkauft waren. Das Thema Sucht spricht Sie an. Vielleicht aus allgemeinem Interesse an dieser Volkskrankheit. Vielleicht, weil das Thema jemanden betrifft, der Ihnen nahesteht. Möglicherweise sind Sie selbst betroffen. So oder so: ein herzliches Willkommen!

Vielleicht gehören Sie aber auch zu den vielen mit einem unguten Bauchgefühl. Sie wissen, irgendwas läuft hier schief, Sie hadern noch, schleichen gedanklich um den heißen Brei herum. Dazu kann ich Ihnen aus meiner zwanzigjährigen Trinkerkarriere sagen: Unzählige Online-Tests habe ich absolviert, die mir verraten sollten: »Habe ich ein Alkoholproblem?« Gott sei Dank waren auch immer Fragen dabei, die ich verneinen konnte, notfalls mit Gewalt. Beispiel: »Trinken Sie allein?« Antwort: »Nein.« Der Hund war ja immer da.

Allen Süchten ist eines gemein: Man will sie einfach nicht wahrhaben. Einzige Ausnahme sind Raucher. Mir ging es mit dem Alkohol nicht anders. Dabei war es am Ende nicht einmal mehr das Stigma, das ich fürchtete. Mir lagen zwei riesengroße Steine im Weg, und mir fehlte der Bagger, um sie wegzuschieben. Ich konnte mit der offiziellen Lesart zum Thema Sucht nichts anfangen, ich fand mich darin einfach nicht wieder. Ergo sprachen mich auch die gängigen Hilfsangebote nicht an. Die Behandlungserfolge für Suchtkranke seien ohnehin mehr als überschaubar, liest man immer wieder.

Ich hätte eine plausible Erklärung gebraucht für das, was wirklich mit mir los war, und warum ich vom Alkohol nicht mehr loskam. Angeblich steckten dahinter irgendwelche Probleme. Mir kam meine Sucht aber eher körperlich vor. Ich sehnte mich nach Alkohol wie meine zuckerkranke Schwiegermutter nach Schokolade. Spoiler: Ich lag gar nicht so falsch. Für den Ausstieg hätte ich Strategien gebraucht, die für mich Sinn ergeben. Ich tue Dinge, wenn ich den Grund dafür verstehe, und nicht, weil mir jemand es so vorkaut. Also machte ich mich auf die Suche. Immerhin bin ich Wissenschaftsjournalistin.

Mehr als vier Jahre fräste ich mich durch internationale Wissenschaftsliteratur und Fachbücher. Ich war baff. Die Medizin weiß heute sehr wohl, wie Sucht in unserem Hirn entsteht. Egal ob Alkohol, Zigaretten, Koks oder Internetabhängigkeit: Die Mechanismen sind immer die gleichen, sie unterscheiden sich nur in Nuancen. Mit einer schwer greifbaren Psyche hat das alles wenig bis nichts zu tun. Wer das einmal verstanden hat, betrachtet sein Suchtverlangen mit ganz anderen Augen und kann damit besser umgehen. Vor allem kann man sich seinen Werkzeugkoffer packen und damit in ein abstinentes Leben marschieren. Ich hatte meinen Bagger gefunden. Die Stolpersteine waren weg, und mein Weg raus aus dem Alkohol war frei.

Auf diesem Ansatz beruht auch mein Buch *Alkohol adé*, das bereits sehr viele Menschen aus der Abhängigkeit begleitet hat. Immer wieder stellte man mir die Frage nach anderen Süchten. Deshalb bin ich erneut tief in das Thema eingestiegen, das Ergebnis halten Sie in den Händen. Eingeflossen ist auch meine jetzt mehrjährige Erfahrung als Coach. Ich wünsche mir, dass *Die Suchtlüge* vielen Betroffenen hilft, die nach einem neuen Weg aus der Abhängigkeit suchen. Also vielleicht auch Ihnen. Baggern wir los.

Was ist Sucht und wer ist süchtig?

Vielleicht geht es Ihnen ja wie mir früher: Ich habe unendlich oft danach gesucht, ob ich denn nun wirklich süchtig bin. Es gibt so viele Kriterien, und sie sind teilweise so schwammig, dass ich immer eine geistige Hintertür fand, warum mich das ja doch nicht betraf.

Da gibt es nicht nur den Begriff Sucht. Es gibt auch noch den »Missbrauch«, den »riskanten Konsum« und viele weitere Gummibegriffe. Sollten auch Sie innerlich immer noch diskutieren, kommen hier ein paar knackige Anhaltspunkte.

1. **Wenn Sie darüber nachdenken, ob Sie ein Suchtproblem haben, dann haben Sie höchstwahrscheinlich auch eines**
   Das mag platt klingen, ist es aber nicht. Der Grund ist unser hart trainierter Selbstbetrug. Jeder Abhängige redet sich ein: »Alles ganz normal.« Oder: »Ich kann jederzeit aufhören.« Dieses Bullshit-Bingo spielen Süchtige in der Meisterklasse. Die Zweifel schleichen sich erst dann ein, wenn der Elefant im Raum nicht mehr zu übersehen ist.
2. **Sie können den Konsum nicht kontrollieren**
   »Heute trinke ich bestimmt nur ein Glas«, oder: »Nur mal schnell online was checken«, enden wie immer: in einer leeren Flasche oder einer verzockten Nacht. Das ist ein ganz hartes Kriterium. Wer seinen Konsum trotz besserer Vorsätze nicht kontrollieren kann, ist abhängig.
3. **Sie nutzen das Suchtmittel zu einem Zweck**
   Konsumieren Sie, um sich zu entspannen, fröhlich zu sein oder Ihre Sorgen zu vergessen, schrillen die Alarmglocken. Dieses »um zu« ist ein K.-o.-Kriterium.

4. **Sie organisieren Ihren Tag um den Konsum herum**
   Diktiert Ihr Suchtmittel Ihre Tagesorganisation, ist spätestens alles klar. Haben Sie Ihre Vorräte fest im Blick? Werden Sie nervös, sollte das nicht so sein? Planen Sie bereits, wie Sie eventuelle Hinterlassenschaften wie zum Beispiel leere Flaschen möglichst unauffällig entsorgen? Schaffen Sie sich Freiräume, um ungestört konsumieren zu können? Habe Sie dafür sogar schon Verabredungen abgesagt? Der soziale Rückzug für ungestörten Konsum ist ein Killerkriterium.
5. **Sie verheimlichen Ihren Konsum oder die Konsummenge**
   Das Versteckspiel vor anderen ist ebenso typisch und ein klares Signal. Fragt Sie jemand, wie viel Sie konsumieren, und Sie sagen nicht die Wahrheit, wachen Sie auf. Legen Sie vielleicht sogar Geheimvorräte an? Dazu kann ich nur sagen: Ich hielt meine praktischen Zweitflaschen hinter den Gewürzen und im Keller für eine absolut geniale und einzigartige Idee. Bis ich feststellte: Die stehen auch in Millionen anderen Schränken.

Wenn Sie sich wiederfinden, ist es gut, dass Sie dieses Buch in den Händen halten. Das Ganze ist auch kein Wettbewerb nach dem Motto: »Ich habe nur zweimal genickt, also ist es bei mir noch nicht so schlimm.« Wir sitzen alle im selben Boot. Sucht hat viele Graustufen, verläuft aber immer nur in eine Richtung. Ob es »Missbrauch« ist, »bedenklicher Konsum« oder »Sucht«, ist zweitrangig. Ich würde mich jetzt gerne mit Ihnen auf eine Sache einigen: Wenn jemand die Finger nicht mehr von einem Suchtmittel lassen kann oder nur sehr schwer, nennen wir das im Folgenden Sucht und Abhängigkeit. Rumeiern bringt niemanden weiter.

Wir sind Millionen

Eines steht fest: Niemand ist allein mit seiner Sucht. Im Gegenteil. Die Zahlen gehen in die Millionen. Rund 17 Millionen Menschen hadern in Deutschland mit dem Alkohol, wahrscheinlich sind es sogar noch viel mehr. Bei über 64-Jährigen hört die Statistik auf, warum auch immer. Grob jeder Fünfte raucht, geschätzt knapp drei Millionen sind süchtig nach Medikamenten wie Schmerz- und Beruhigungsmitteln. Auch bei den illegalen Drogen gibt es nur Schätzungen. Knapp 18 Millionen Erwachsene im Alter von 18 bis 64 und eine halbe Million Jugendliche haben mindestens einmal in ihrem Leben eine illegale Droge zu sich genommen. 4,5 Millionen Erwachsene in Deutschland konsumieren Cannabis.

Von Amphetaminen kommen 103 000 Menschen nicht mehr los, von Kokain 41 000. Knapp zwei Millionen haben ein Glücksspielproblem. Rund 410 000 hängen ganz tief drin, sagt das Jahrbuch der Deutschen Hauptstelle für Suchtfragen. Wie viele Menschen Tage und Nächte online verzocken oder vor Pornos verbringen, ist ein großes Fragezeichen. Genauso wenig weiß man, wie viele Menschen ihren letzten Cent für Einkäufe ausgeben, die sie eigentlich gar nicht brauchen. Sie sind shoppingsüchtig.

Diese Zahlen einfach zusammenzuzählen, wäre nicht korrekt. Viele Alkoholabhängige beispielsweise rauchen, Online-Junkies konsumieren offenbar auch häufig Cannabis. Das sind die sogenannten Mehrfachsüchtigen. Trotzdem ist Fakt: Sucht betrifft Millionen. Wir sind die Regel, nicht die Ausnahme. Die Zahlenkolonnen zum Thema Abhängigkeit sind schier unendlich. Zigtausende Studien untersuchten das Persönlichkeitsprofil von Süchtigen. Man scheint alles über Sucht und Süchtige zu wissen. Nur stimmt das gar nicht.

Am Anfang steht ein Denkfehler

Das angeblich gesicherte Wissen zum Thema Sucht beruht auf einem riesigen Denkfehler. Man sammelt es an Abhängigen, die eine Therapie absolviert haben, denn die sind greifbar. Das tut aber nur ein Bruchteil. Über die Millionen anderen weiß man quasi nichts.

Das bemängelt auch Dr. Mark Willenbring, ehemaliger Forschungsdirektor des National Institute on Alcohol Abuse and Alcoholism (NIAAA), der obersten US-Behörde zum Thema Alkoholsucht. Das heutige Suchthilfesystem konzentriere sich auf schwer Abhängige. Über mehr als drei Viertel der Betroffenen wisse man wenig bis nichts und könne ihnen deshalb auch keine Behandlungsalternativen anbieten.

Was Willenbring meint: In Therapie begeben sich die meisten erst dann, wenn gar nichts mehr geht. Wer dort aufschlägt, ist überproportional oft gesundheitlich, sozial oder finanziell kurz vor dem Aus. Diese Patienten hat man unter die Lupe genommen und ihre psychische Verfassung oder ihre sozialen Umstände erfasst. Auf diesen Erkenntnissen fußen die allgemeingültigen Therapieempfehlungen, und an diesen Patienten misst man auch, wie gut sie funktionieren. Es braucht keinen Doktortitel in Statistik, um zu erkennen: Da ist gewaltig der Wurm drin. Auch das Jahrbuch der Deutschen Hauptstelle für Suchtfragen zählt Millionen Abhängige, quer durch alle Süchte. Nur ein Bruchteil davon hat sich überhaupt in irgendeiner Form an Hilfestellen gewandt. Der Rest bleibt im Nebel.

Willenbring ließ generell wenig gute Haare an der heutigen Suchttherapie. Kurz nach seiner Breitseite im Jahr 2010 räumte er seinen Posten. Doch seine Meinung hat er nie geändert. In einem Interview mit ihm aus dem Jahr 2022 hört man: »Was wir brauchen, ist ein netter Bulldozer, damit wir die gesamte Suchtindustrie einmal plattmachen und komplett von vorne beginnen können. Ein anderer Ansatz wäre Dynamit.«

Der Suchtexperte hat aber auch eine gute Nachricht in petto. Laut Willenbring absolviert die Mehrheit der Betroffenen zwar keine Therapie, schafft den Ausstieg aber trotzdem und zwar ganz allein. Allein aufgrund der Suchtstatistiken müssen das Millionen von Betroffenen sein, und das gilt genauso für Europa. Niemand weiß wirklich, wie diese sich von ihrer Sucht befreit haben. Sicher ist: Sie haben sich auf eigene Faust auf die Suche gemacht. Ich war eine davon. Vielleicht sind Sie es auch.

Warum viele den Weg ins offizielle Therapiesystem scheuen, liegt auf der Hand: Sie schämen sich. Noch immer gilt Sucht als Willens- und Charakterschwäche. Wer nicht aufhören kann, der wollte es ja gar nicht wirklich – und außerdem stimmt bei dem im Oberstübchen auch was nicht. Das alles ist so brutal wie falsch und gehört endlich auf den Müll.

SUCHT IST KEINE WILLENSSCHWÄCHE

Das Wort Sucht stammt vom alt- und mittelhochdeutschen »suht«, später »siech«, und hat mit dem Wort »suchen« nichts zu tun. »Suht« bedeutete schlicht krank sein. Früher nannte man alle Krankheiten Sucht. Noch heute steckt es in Gelbsucht (also Leberentzündung) oder Schwindsucht (Tuberkulose).

Erzählt Ihnen das nächste Mal jemand, Sie trinken, rauchen, koksen oder zocken, weil Sie eigentlich auf der Suche nach irgendetwas wären, winken Sie ab. Derjenige hat von Sprachwissenschaften genau so wenig Ahnung wie vom aktuellen Stand der Suchtforschung.

Nicht minder daneben ist die Mär der Suchtpersönlichkeit, frisch aus der Freud'schen Mottenkiste. Der Altmeister wähnte unbefriedigte Bedürfnisse aus der oralen Phase eines Kleinkindes als Grund für das Nuckeln an Flasche und Glimmstängel. Damit war er selbst wenigstens fein raus: Freud kokste wie ein Weltmeister und trat mit seinem hingebungsvollen Pamphlet *Über Coca* im Jahr 1885 die erste Kokainwelle in Europa los. Wissenschaftlich ist die These der Suchtpersönlichkeit mittlerweile beerdigt.

Sucht wurzelt nicht in einer nebulösen Psyche. Sucht ist ein greifbares, biochemisches und neurologisches Ereignis in unserem Gehirn. Genau da liegt der Schlüssel, um die Sucht zu besiegen. Wenn Sie verstehen, was Sie ans Glas, zum Glimmstängel oder an den Spieltisch treibt, gehen Sie mit dem Thema ganz anders um.

Bei Rheuma, Asthma oder Diabetes gilt schon lange: Wissen ist Macht. Ein aufgeklärter Patient bekommt seine Krankheit besser in den Griff. Deshalb erläutert man den Betroffenen medizinisch durchaus komplexe Dinge wie das Immunsystem oder den Zuckerstoffwechsel.

Bei Süchtigen hält man das offenbar nicht für nötig. Das Wissen über eine angeschlagene Hirnchemie als Suchtursache ist längst vorhanden und füllt ganze Bibliotheken. Nur erklärt das den Betroffenen niemand. Nach wie vor gilt das Mantra: »Klappt es mit dem Aufhören nicht, fehlt der echte Wille.« Dabei hat ein schwacher Wille mit Sucht genau so viel zu tun wie ein Fisch mit einem Fahrrad. Oder fällt ein Diabetiker etwa aus Willensschwäche über eine Torte her und nicht, weil sein Blutzuckerspiegel verrückt spielt? Nein, der Grund liegt in der Körperchemie. Wir gucken uns später noch genauer an, was in einem süchtigen Gehirn aus medizinischer Sicht falsch läuft.

Befeuert und genährt wird die Lüge der Charakterschwäche von Lobbyisten der Alkohol-, Zigaretten- und Glücksspielindustrie. Sie plädieren für »maßvollen Genuss« oder »verantwortungsvollen Umgang«. Wer das nicht kann, ist im Umkehrschluss maß- und verantwortungslos und damit eben selber schuld an seiner Sucht.

Willens- und charakterschwach. Das perfekte Potpourri für Schuld- und Schamgefühle. Für sozial akzeptierte Drogen wie Nikotin, Cannabis oder Internetsucht gilt das vielleicht weniger. Als ehemalige Alkoholikerin kann ich Ihnen aber versichern: Weil wir uns so schämen, vergehen oft Jahre oder gar Jahrzehnte, bis Süchtige sich Hilfe suchen.

Wie man es dreht und wendet: Der Schwarze Peter landet immer wieder beim Betroffenen. Und der glaubt das auch noch. Zeit, auch mit dieser Lüge aufzuräumen und dorthin zu schauen, wo Sucht wirklich entsteht: Im Gehirn mit seinem Chemiecocktail, der unsere Gedanken- und Gefühlswelt bestimmt.

Dieses Verständnis ist nicht rein akademisch. Weiter hinten im Buch finden Sie ein Konzept, wie ein Ausstieg aus der Sucht klappt. Es basiert genau auf diesem Wissen. Überspringen Sie deshalb die folgenden Kapitel nicht. »Lese ich später« bringt Sie nicht weiter.

Unsere Hirnchemie: Wurzel der Abhängigkeit

Belohnung, Sehnsucht, Freude, Trauer, Schreck, Erinnern und Vergessen. Unser Gehirn ist die Schaltzentrale für Gefühle und Denken. Es klingt ernüchternd, aber letztlich ist all das reine Chemie. Und so fremd ist Ihnen das auch gar nicht. Sicherlich haben Sie schon vom Glücksbotenstoff Serotonin gehört. Davon haben Depressive meist zu wenig, deshalb sind sie oft niedergeschlagen und antriebslos. Adrenalin hingegen jagt uns den Schreck in die Glieder und den Puls nach oben.

Serotonin und Adrenalin sind Nervenbotenstoffe, fachsprachlich auch Neurotransmitter genannt. Rund hundert Nervenbotenstoffe kennt man heute. Normalerweise sind diese Neurotransmitter immer hübsch im Gleichgewicht – bis sich Alkohol, Nikotin, Kaffee oder Cannabis einmischen. Auch Glücksspiel oder Sex schießen bestimmte Neurotransmitter in schwindelerregende Höhen und manipulieren so kurzfristig unser Gefühlsleben. Irgendwann verselbstständigt sich das Ganze, und Sucht entsteht. Ich verspreche Ihnen: Wer das einmal verstanden hat, schämt sich auch nicht mehr. Sucht ist medizinisch genauso erklärbar wie Diabetes oder Rheuma. Das Thema Schuld ist keines.

Moderne Medizintechnik macht die chemische Schieflage im Gehirn von Süchtigen sogar sichtbar. Einige Suchtkliniken in den Vereinigten Staaten nutzen das in der Therapie. Die behandelnden Ärzte dort sagen, es helfe dem Betroffenen enorm zu sehen, wo die Wurzeln seiner Probleme liegen, die Aufnahmen machen das Thema Sucht greifbar. Die Bilder zeigen auch die Behandlungsfortschritte. Der Betroffene kann sehen, wie sich sein Gehirn erholt. Einer Wunde kann man beim Heilen zusehen, und das motiviert. Warum sollte es Süchtigen anders gehen? Man könnte die heutige Suchttherapie ganz anders gestalten. Wenn man denn wollte.

Gefühlskuriere im Kopf

Unsere Nerven sind keine durchgehenden Kabelstränge. Gäbe es nur Direktverbindungen quer durch den Körper (etwa Gehirn an Daumen, Gehirn an kleinen rechten Zeh, Gehirn an linkes Knie und so fort), wäre der dazu nötige Nervenkabelbaum wohl so dick wie eine tausendjährige Eiche – und wir entsprechend breit. Eher unpraktisch, das Ganze.

Die Natur hat eine sehr platzsparende Lösung gefunden. Nerven haben immer nur eine bestimmte Länge. Das Nervenende verzweigt sich wie ein Ast und hat viele Enden. Diese können sich mit anderen Nervenenden chemisch verkoppeln. Allein unser Gehirn besteht aus circa neunzig Milliarden Nervenzellen, vom restlichen Körper ganz zu schweigen. Zwischen den Nervennachbarn klafft ein winziger Spalt, der mit bloßem Auge nicht sichtbar ist. Diesen Spalt nennt man Synapse. Knapp eine Billiarde (das ist kein Schreibfehler) Synapsen hat unser Gehirn.

Informationen laufen im Nerv wie in einem Stromkabel. Durch den Nerv sausen winzige elektrische Spannungen. Am Nervenende angelangt, muss dieser elektrische Impuls den Spalt zum nächsten Nerv überwinden. Anders können die Informationen nicht weiter fließen.

Stellen Sie sich die Situation am Nervenende so vor: Da steht ein Kurier an einer Kaimauer, seine Info muss ans andere Ufer. Deshalb braucht er einen schwimmenden Nachrichtenüberbringer. Genau diesen Fährmannsjob übernehmen Nervenbotenstoffe.

Diese Neurotransmitter sind die Informations-Transportschiffchen im kleinen Spalt zwischen zwei Nervenzellen. Gelangt ein elektrischer Impuls ans Ende einer Nervenzelle, kickt er einen Neurotransmitter los. Dieser flitzt durch den Nervenzwischenspalt, dockt am nächsten Nerv wieder an und lädt dort seine Information ab. Diese saust dann im nächsten Nerv elektrisch weiter.

So eine Info kann lauten: »Achtung, Gefahr!« Oder auch: »Alles cool, entspannt euch, Leute.« Da jeder Nerv durch seine Verästelung am Ende Hunderte von Nachbarn hat, entsteht so ein ganzes Informationsnetzwerk.

Wenn sie nicht gebraucht werden, parken Nervenbotenstoffe in Zellen am Ende eines Nervs. Erst wenn ein Neurotransmitter loslegen soll, darf er seinen Parkplatz verlassen. Damit stellt der Körper sicher, dass nur die Botenstoffe auf Reise gehen, die gerade gebraucht werden. Nervenbotenstoffe sind im Idealfall immer in einer ausgewogenen Mischung unterwegs.

Wandert ein Neurotransmitter durch den Nervenzwischenspalt, wartet auf der anderen Seite eine ganz spezielle Andockstelle auf ihn, der Rezeptor. Das ist so eine Art spezieller Liegeplatz im Hafen. Jeder Nervenbotenstoff hat seinen eigenen Rezeptor, an den nur er passt.

Dieser mikroskopische Schauplatz von Nervenenden und Neurotransmittern ist die Bühne des globalen Dramas Sucht. Denn genau dort greifen Suchtmittel an und stören das natürliche Gleichgewicht und liefern uns irgendwann der Droge hilflos aus. Schauen wir uns die wichtigsten Nervenbotenstoffsysteme an, damit Sie verstehen, warum die Sucht so übermächtig ist.

Unsere Psyche – Reine Chemie?

Nervenbotenstoffe sind die Champions unserer Gefühlswelt. Jeder Neurotransmitter hat seinen eigenen Job. Der eine bringt Glücksgefühle, der andere Gelassenheit, wieder ein anderer versetzt uns in Angst und Schrecken. Zugegeben: Es klingt ein wenig befremdlich, dass reine Chemie ausmachen soll, was wir als unsere Psyche bezeichnen. Wo die Chemie aufhört und unser Geist anfängt, mag irgendwann die Wissenschaft herausfinden. Fakt ist, dass Neurotransmitter über unser Wohl und Weh bestimmen.

Normalerweise ist unsere Hirnchemie ausgewogen, die einzelnen Botenstoffe sind fein ausbalanciert. Suchtmittel manipulieren dieses Gleichgewicht. Sie sorgen dafür, dass einige Neurotransmitter die Oberhand bekommen, während andere in ihrer Wirkung abstumpfen oder gar ganz stumm geschaltet werden. Schauen wir uns die wichtigsten Nervenbotenstoffe im Suchtgeschehen an. Nicht jedes Suchtmittel spielt an all diesen Systemen herum, in der Regel beeinflussen sie nur jeweils ein paar davon. Es gibt nur eine Ausnahme: Alkohol. Der bedient sie alle. Suchtforscher nennen ihn deshalb auch die schmutzigste Droge von allen.

Endorphine und Dopamin: Das ultimative Wohlfühlpaar

Bestimmt erinnern Sie sich an einen Moment, in dem Sie kräftig gelobt wurden. Oder Sie haben sich für eine Sache mächtig ins Zeug gelegt und einen dicken Erfolg eingefahren. Da haben Sie sich so richtig gut und glücklich gefühlt, oder? Klar. Das hat Ihnen eine kräftige Extraportion Endorphine und Dopamin beschert.

Endorphine sind Glücksgefühlsauslöser und entspannen. Nach gutem Sex badet man geradezu darin. Sie schießen die Stimmungslage direkt in den Himmel, können sogar Schmerzen unterdrücken und helfen, mit gewaltiger Belastung umzugehen. Vielleicht haben Sie schon einmal vom sogenannten »Runner's High« gehört. Das sind glücksartige Rauschzustände von Extremsportlern. Unter starker körperlicher Belastung produziert der Körper reichlich Endorphine, um mit der Situation klarzukommen.

Endorphin ist ein zusammengesetztes Wort aus »endogen« (also körpereigen) und Morphin. Morphin, das sagt Ihnen was. Morphin ist eine der mächtigsten Drogen überhaupt. Natürlich produziert unser Körper nicht so viel davon, dass es zum Rausch reicht. Viele legale und illegale Drogen helfen da nach und zwar gleich zweifach.

Drogen wie Heroin oder Schmerzmittel docken direkt am Hirnrezeptor für Endorphine an. Klar, sie sind ja chemisch verwandt. Das beschert tranceartige Glückszustände. Nicht alle Suchtmittel passen direkt an Endorphin-Rezeptoren. Trotzdem jubeln sie die Glücksstoffe hoch, kicken sie aus ihren Nervenparkplätzen. Auf einmal schwimmen viele Endorphine in den Nervenzwischenräumen herum und lösen Glücksgefühle aus. Künstlich getriggert von Nikotin, Ecstasy, Alkohol oder Koks.

WAS IST LOS IN MEINEM KOPF? ICH ERKLÄRE ES IHNEN AUCH IN VIDEOS

Wenn Sie mögen, schauen Sie doch mal auf YouTube vorbei. Dort erkläre ich in einigen Videos, wie Nervenbotenstoffe funktionieren und wie sie bei Abhängigen Schlagseite bekommen. Jedes Video hat ein Botenstoffsystem zum Thema. Als Beispiel dient der Alkohol, aber natürlich gilt das für alle Suchtmittel. In einer Aufzeichnung eines Live-Vortrages bekommen Sie auch alles zusammen im Paket präsentiert. Tun Sie einfach so, als wollten Sie mit dem Smartphone das nebenstehende schwarzweiße Quadrat fotografieren. Das ist ein sogenannter QR-Code. Wenn Sie da die Handykamera draufhalten, öffnet sich ein Link zu meinem YouTube Kanal.

Stehen die Endorphine auf Höchststand, setzen Suchtmittel gleich noch einen drauf und fluten Ihr Nervenkostüm mit einem zweiten Glücklichmacher: dem Botenstoff Dopamin. Dieser ist ein echtes Multitalent. Er sorgt für ein Gefühl belohnter Zufriedenheit. Gleichzeitig ist Dopamin dafür zuständig, dass wir uns etwas merken können.

Lassen Sie sich das bitte auf der Zunge zergehen: Suchtmittel duschen das Hirn mit einer Extraportion Dopamin, das uns ein Gefühl von Belohnung und erfüllter Zufriedenheit beschert. Gleichzeitig ist Dopamin aber auch dafür zuständig, dass wir uns sehr genau daran erinnern, was der Auslöser für das Glücksgefühl war: eben genau der tiefe Schluck, der Glimmstängel oder das bunte Pillchen. Dazu braucht es allerdings noch einen Partner: das Glutamat. Zu dem kommen wir gleich.

Zusammen machen Endorphine und Dopamin dem Gehirn klar: Das Zeug macht glücklich! Das Ganze entzieht sich dem Bewusstsein. Die Verkoppelung von Suchtmittel und Glücksgefühl ist eine chemische Verdrahtung im Gehirn, die auch stärkste Willenskraft nicht löst. So viel zum Thema, Sucht sei Willensschwäche.

Sucht spielt sich größtenteils in einer entwicklungsgeschichtlich uralten Hirnregion ab. Umgangssprachlich heißt sie deshalb auch Reptilienhirn. Dort tummeln sich Urinstinkte, also so grundlegende Dinge wie Hunger, Überlebens- oder Fortpflanzungstrieb. Genau dort landet der Drang nach der Droge. Die ist dem Gehirn dann genauso wichtig wie Sex oder Essen. Schlimmstenfalls sogar noch wichtiger.

Angehörige von Süchtigen fragen sich oft: »Warum kann er das mir zum Gefallen nicht sein lassen.« Oder: »Warum versteht sie nicht, dass ihr das schadet?« Sie kennen jetzt die Antwort. Liebe, Beziehung, Partnerschaft – das sind alles Dinge, die sich in unserem rationalen Denken abspielen. Das findet in einer Hirnregion statt, die deutlich später entstanden ist als das Reptilienhirn. Es ist aber quasi ein Instinkt, der Süchtige umtreibt. Und Instinkt geht nun mal über Verstand. Leider.

Dopamin ist ein allmächtiger Botenstoff. Betritt er die Bühne, fühlen wir uns motiviert, erfüllt, belohnt und positiv. »Jetzt habe ich mir aber einen Drink verdient.« Oder: »Boa, geschafft. Jetzt erst mal eine rauchen.« Wie oft haben Sie das schon gehört oder selbst gedacht? Jetzt verstehen Sie, wer da wirklich spricht: Ihr Belohnungssystem. Jedes Suchtmittel mag unterschiedliche Nervenbotenstoffe im Visier haben, eines haben sie aber gemeinsam: Alle schrauben am Dopaminsystem herum.

Das natürliche Wohlfühlpaar aus Endorphinen und Dopamin hat also eine Schattenseite: Es macht Drogen für unser Hirn attraktiv. Zusammen mit einem dritten Nervenbotenstoff lassen sie das sogenannte Suchtgedächtnis entstehen.

Glutamat: Hallo Wach

Betritt Glutamat die Bühne, steht unser Nervenkostüm auf Achtung. Vielleicht haben Sie den Namen Glutamat schon einmal gehört und sind verwirrt. So heißt auch ein Geschmacksverstärker in Lebensmitteln, der immer mal wieder für negative Schlagzeilen sorgt. Beide sind verwandt, aber nicht dasselbe. Den natürlichen Neurotransmitter Glutamat nennen Chemiker auch Glutaminsäure, den künstlichen Geschmacksverstärker dagegen Mononatriumglutamat. Für beide hat sich der Begriff Glutamat eingebürgert, es ist also eine verwirrende Namensgleichheit. Sprechen wir hier von Glutamat, ist der körpereigene Botenstoff gemeint.

Bewegung, Aufmerksamkeit, Wachsamkeit, Konzentration. Das ist Glutamat-Revier. Der Nervenbotenstoff macht unsere Nerven empfangs- und reaktionsbereit. An sich keine schlechte Sache und im Alltag sogar super wichtig, vor allem, wenn es ums Lernen geht. Dann sind Dopamin und Glutamat Teamplayer. Das eine ebnet dem anderen den Weg, und beide befeuern sich gegenseitig, wobei die genaue Arbeitsteilung wissenschaftlich noch nicht bis ins Letzte geklärt ist. Sicher ist aber: Das Trio aus Dopamin, Glutamat und Endorphinen ist die Wurzel des sogenannten Suchtgedächtnisses.

Das verdammte Suchtgedächtnis: Unterwegs auf der Nervenautobahn

»Morgen höre ich auf«, schwören sich Abhängige – nur um dann doch wieder wie ferngesteuert eine neue Suchtrunde zu drehen. Das übermächtige Suchtgedächtnis hat sie an der Angel. Diese fatale Triebfeder ist eigentlich nichts anderes als ein Belohnungssystem mit Kurzschluss. Gehen wir noch einmal einen Schritt zurück und schauen uns das normal funktionierende Belohnungssystem an. Denn eigentlich ist das eine feine Sache.

Einer unserer Vorfahren tobt durch den Urwald auf der Suche nach was Essbarem. Ihm knurrt kräftig der Magen. Er entdeckt einen Beerenbusch, den er noch nicht kennt. Er macht sich über die Köstlichkeiten her und ist begeistert. Sie sind zuckersüß und machen satt. Schmackhafte Nahrung, ein voller Magen und der Erfolg, etwas Neues zu essen gefunden zu haben – ein Freudenfeuerwerk unserer Nervenbotenstoffe.

Macht sich unser Urahn das nächste Mal auf den Weg zum Busch, passiert im Oberstübchen Folgendes. Er weiß: »Gleich gibt es was Leckeres.« Die Erwartung lässt Dopamin und Glutamat sprudeln. Der Cocktail bringt den nötigen Antrieb, die zielgerichtete Konzentration und die erregende Vorfreude. Während er sich den Magen vollschlägt, geht das Dopamin zurück, Endorphine machen sich breit. Es betreten noch weitere Nervenbotenstoffe die Bühne, die das Dopamin und Glutamat herunterregeln. Geht die freudige Erwartung einer Mahlzeit über in eine wohlige Sättigung, ist das Hirn zufrieden: »Alles richtig gemacht. Ich habe mir Mühe gegeben, Nahrung gesucht und gefunden, ich habe gegessen und bin satt. Ich war erfolgreich, ich bin mit mir zufrieden.«

Suchtmittel schaffen eine fatale Abkürzung: Wer trinkt, raucht oder spielt, schenkt sich den mühevollen Weg durch den Urwald zum Beerenbusch. Suchtmittel treiben das Belohnungssystem nach oben, ohne dass man dafür kilometerweit laufen oder eine schwierige Aufgabe lösen muss. Noch heikler: Sie schalten das natürliche Bremssystem aus. Irgendwann war unser Urahn satt und zufrieden, er hörte auf zu schmausen. Gegenspieler von Dopamin und Glutamat regeln das. Alkohol, Koks und Co verhindern diese Regulierung. Der Körper verliert sein natürliches Kontrollsystem und will immer mehr.

Neuroplastizität

Das Suchtgedächtnis sitzt nicht nur im Reptiliengehirn. Auch der Rest des Oberstübchens mischt kräftig beim Thema Sucht mit. Hirnnerven sind untereinander verknüpft, sie tauschen Informationen durch Nervenbotenstoffe aus. Theoretisch sind sie alle gleichrangig miteinander verbunden. Aber eben nur theoretisch. Es gibt durchaus Nervenverknüpfungen, die schneller und besser funktionieren als andere. Das sind die Autobahnen im Hirn. Alles, was wir täglich tun und üben, formt genau solche Schnellstraßen. Knapp die Hälfte unseres täglichen Werkelns läuft auf diesen Wegen. Wir tun viele Dinge, ohne groß drüber nachzudenken.

Allerdings sind diese Nervenautobahnen nicht in Stein gemeißelt. Das Hirn entwickelt sich ständig weiter, je nachdem, was wir häufig tun, was wir lernen, welche Fähigkeiten wir oft nutzen. Fachsprachlich heißt diese unglaubliche Fähigkeit Neuroplastizität. Ihr verdankt es ein Schlaganfallpatient, nach entsprechendem Training wieder sprechen zu können, obwohl die ehemals zuständigen Hirnnerven abgestorben sind. Das geht, weil sich das Hirn neu verkabeln kann. Neue Nervenautobahnen entstehen.

Dank der Neuroplastizität lernen Kleinkinder laufen. Der Weg dorthin ist hart: Alle möglichen Bewegungsabläufe ausprobieren, immer wieder hinfallen, aufstehen – und von vorne. Das Gehirn erprobt, wie es den Zwerg auf den Beinen hält, wie das funktioniert mit »einen Fuß vor den anderen«. Im Prinzip ist das ganze Schwanken, Wackeln und Hinfallen nichts anderes, als dass das Gehirn verschiedene Nervenverknüpfungen austestet. Bis der Nachwuchs endlich eines Tages läuft.

Kaum ist Junior die ersten paar Meter aufrecht vorwärtsgekommen, passieren zwei Dinge in seinem kleinen Kopf: Er freut sich riesig über den Erfolg. Sie wissen, was das bedeutet. Dopamin rauscht durch die Nervenbahnen, mit dem typischen Doppeleffekt. Junior fühlt sich froh, belohnt, stolz. Und das Dopamin sorgt gleich für den Lerneffekt. »So geht das also!« Etwas verkürzt: Ist Dopamin im Spiel, rücken Nerven enger zusammen. Unter dem Mikroskop sind Dopamin-trainierte Autobahnen sogar an ihrer Form erkennbar.

In den folgenden Tagen und Wochen saust Junior herum, und die Nervenautobahnen festigen sich. So lange, bis Laufen völlig ohne Nachdenken funktioniert. Die erfolglosen Verknüpfungen, die das Gehirn vorher ausgetestet hat, werden abgeschaltet. Mehr als blaue Flecken brachten sie sowieso nicht.

Natürlich ist beim Gehen und anderen komplexen Abläufen nicht nur eine Nervenbahn beteiligt. Das Ganze funktioniert über ganze Netzwerke, in denen bestimmte Nerven über eine Schnellstraße miteinander verbunden sind. Denken Sie ans Autofahren: Nach einiger Zeit läuft alles quasi automatisch. Sehen Sie eine Gefahr, braucht es nur Millisekunden, bis der Fuß auf der Bremse ist. Dass das so blitzschnell geht, verdanken Sie genau einer solchen Nervenautobahn. Nun haben Sie nebenbei auch verstanden, wie Lernen und Gedächtnis funktionieren: über sogenannte neuronale Netzwerke.

Autofahren ohne nachdenken zu müssen, ist klasse. Sucht ist Mist. Und doch beruhen beide auf dem Prinzip der Neuroplastizität, also auf automatisierten Abläufen im Kopf, über die wir nicht groß nachdenken und die sich unserem Bewusstsein komplett entziehen. Und sich im Falle der Sucht verselbstständigen.

Sucht hat keinen Sinn und Verstand

Jeder Süchtige hat andere Trigger, der Mechanismus ist aber immer derselbe. Wenn nach Feierabend beispielsweise standardmäßig der Belohnungsdrink winkt, reicht es irgendwann, nur den Computer runterzufahren, und der Sucht-Rennwagen startet. Der Anlass »Computer aus« hat mit dem Alkohol gar nichts zu tun, das Gehirn hat sich diese Abläufe aber sehr genau eingeprägt. Steht doch am Ende der Kette die Dopamin-Dusche durch den Drink. Dieser Mechanismus läuft komplett unbewusst ab, ist aber trotzdem übermächtig. Das Hirn besteht auf Vollendung, die Autobahn im Kopf sorgt dafür.

Das Suchtgedächtnis kennt keine Logik. Orte können genauso triggern wie Situationen, bestimmte Menschen, Lieder, Speisen, sogar Farben und Gerüche. Dem Hirn ist das völlig egal. Hat es die Verknüpfung zwischen einer Sache oder Situation und einem Suchtmittel oft genug erlebt und bekam dabei durch Alkohol, Kokain oder Zigaretten einen Dopaminkick, baut es eine Autobahn. Und die ist bitte zu befahren. Von A bis Z. Darauf pocht unser Oberstübchen.

Deshalb überfährt Abhängige der Suchtdruck auch manchmal wie ein D-Zug aus dem Nichts. Das Hirn hat einen Trigger wahrgenommen, ohne dass der Betroffene es realisierte. Das Suchtgedächtnis beschert dem Spieler freudige Erregung beim Anblick eines Automaten, treibt den Trinker zu Feierabend wie ferngesteuert zum Glas und den Raucher nach dem Sex zur Kippe. Die Liste von Beispielen ließe sich endlos fortsetzen.

Will man aufhören, wird es brutal. Das übermächtige Suchtgedächtnis steht im Weg. Mit ihm lässt sich nicht verhandeln. So viel übrigens noch einmal zum Thema Sucht als Willens- oder Charakterschwäche. Selten so gelacht. Verhandeln kann man mit dem Suchtgedächtnis nicht, aber es mit eigenen Waffen schlagen. Die gute Nachricht lautet: Hirnautobahnen lassen sich zum Trampelpfad zurückbauen.

KETAMIN VERKNÜPFT DIE NERVEN NEU

Das Hirn muss sich neu verdrahten, um die Sucht hinter sich zu lassen. Ein Medikament kann das offenbar beschleunigen: Ketamin. Das ist eigentlich ein altes Narkosemittel und wird auch als Droge schwarz gehandelt. Seit einigen Jahren setzen Ärzte es gegen schwere Depressionen ein. So ganz genau weiß man noch nicht, wie Ketamin neue Nervenverknüpfungen sprießen lässt. Sicher ist aber, dass es manchmal irrsinnig schnell geht. Forscher konnten beobachten, dass bereits eine Dosis Ketamin neue Nerven wachsen ließ. Es gibt Berichte von schwerst Depressiven, die nach einer einzigen Ketamindosis aufstanden und von ihrer Last befreit waren. Das ist fast surreal.

Auch in der Suchtbehandlung testet man Ketamin bereits, die ersten Studien gibt es – mit recht vielversprechenden Ergebnissen. Offiziell zugelassen ist es dafür zwar noch nicht, allerdings bieten einige Ärzte und Kliniken eine Ketamin-gestützte Therapie an.

Neuroplastizität bedeutet, dass sich das Hirn ständig neu organisiert. Nach einer – längeren – Zeit ohne Zigaretten, Koks und Co wird das Suchtnetzwerk im Hirn zumindest träge. Es wird ja nicht mehr benutzt. Allerdings meldet es sich trotzdem immer wieder, gelegentlich auch nachdrücklich und ist damit eine dauernde Rückfallgefahr.

Das muss man nicht passiv ertragen. Neue Hirnverknüpfungen weg von der Sucht lassen sich aktiv vorantreiben. Gucken wir uns das kurz an – viel mehr praktische Tipps, wie so was im Alltag funktioniert, finden Sie weiter hinten im Buch.

Der erste und einfachste Trick: Trigger zumindest für eine gewisse Zeit völlig meiden. Mit den Kollegen kann man auch am Kaffeeautomaten quatschen – gehen diese in die Raucherpause, bleiben Sie schön am Schreibtisch. Hat Ihr Hirn das Feierabendbier auf der Couch fest im Blick, gehen Sie nach der Arbeit nicht direkt nach Hause, sondern vielleicht eine Runde spazieren. Mehr dazu wie gesagt weiter hinten im Buch.

Das Gehirn bildet neue Netzwerke, wenn sich Dinge oft wiederholen und dahinter eine Belohnung steht. Das sorgt für das nötige Dopamin. Der Nervenbotenstoff muss ins Boot, damit das funktioniert. Deshalb sind viele kleine Nettigkeiten auch so hilfreich, die Sie sich in der ersten abstinenten Zeit gönnen. Wichtig: Diese müssen kurzfristig und direkt fühlbar sein. Ihr Hirn locken Sie mit: »Wenn ich heute nichts trinke, rauche, schniefe oder schlucke, geht es mir in sechs Monaten viel besser« nicht hinter dem Ofen hervor. Das zieht die unmittelbare Dopamin-Dusche deutlich vor und wird Ihnen das auch klarmachen.

Das klappt aber, wenn Sie sich jedes Mal sofort etwas Gutes tun, sobald Sie Ihr Suchtmittel links liegen gelassen haben. Überschätzen Sie nicht den intellektuellen Anspruch Ihres Gehirns. Kleinigkeiten reichen. Was Ihr Dopamin besonders streichelt, wissen Sie selbst am besten. Hier liegt auch das Erfolgsgeheimnis der ganzen Apps, die die suchtfreien Tage zählen, gesparte Kalorien, nicht ausgegebenes Geld. Vielleicht haben Sie schon mal gesehen, mit welchem Stolz Menschen entsprechende Screenshots in den sozialen Medien posten. Je nach Sucht natürlich eher in geschlossenen Gruppen. Ein kleines, dummes Programm sagt Ihnen: »Gut gemacht!«, lässt ein paar Herzchen regnen, und Ihr Hirn freut sich. Das ist kaum mehr als die Sternchen, die Ihnen die Lehrerin früher ins Hausaufgabenheft geklebt hat, wenn Sie mal eine Woche lang alles beisammenhatten. Funktioniert, wirklich.

Sie können auch das Geld, das sie täglich für Suchtdinge ausgegeben haben, ebenso täglich in ein (durchsichtiges!) Sparschwein stecken. Das »Kling« und der ständige Geldzuwachs: Unbezahlbar! Findet auch Ihr Dopamin.

Die Kombination aus verändertem Verhalten und Belohnung wirft die Teermaschine für eine neue, suchtfreie Autobahn an.

Forscher haben sich das genauer angesehen und herausgefunden: Durchschnittlich dauert es zwei Monate, bis aus einer bewussten Entscheidung ein Automatismus wird. So bahnt sich der Weg in ein suchtfreies Leben.

Es geht darum, Abläufe so lange anders zu gestalten, bis sie das neue Normal geworden sind. Dann wird das auch was mit der Abstinenz. Hier kommt jetzt das erste Mal überhaupt der Wille ins Spiel: Sie müssen gewohnte Abläufe bewusst durchbrechen. Anders funktioniert es nicht. Wusste auch schon Einstein: »Es ist dumm, immer dasselbe zu tun und ein anderes Ergebnis zu erwarten.«

Wenn Sie ein rationaler Typ sind, hilft es Ihnen vielleicht schon, zu wissen, was wirklich in Ihrem Oberstübchen anklopft, wenn sich die Sucht meldet. Es sind alte Verkabelungen und Dopamin-Rezeptoren. Kein schwacher Wille, kein übler Charakter.

Die Negativ-Variante: Kotzen auf Rezept

Manche Alkoholiker erhalten das Medikament Disulfiram (Handelsname: Antabus). Das soll dem Hirn durch Negativerlebnisse klarmachen, dass Alkohol nichts Begehrenswertes ist – es torpediert also das Suchtgedächtnis und löst positive Verdrahtungen. Das Medikament blockiert den Alkoholabbau und führt schon zehn Minuten nach dem ersten Schluck zu Rötungen, Hitzegefühl, Sehstörungen, Schwindel, Orientierungslosigkeit und Übelkeit bis hin zum Erbrechen. Das Ganze kann mehrere Stunden dauern. Nicht umsonst ist die Erfolgsrate dieses Medikamentes eher bescheiden. Ich kenne mehr als einen trainierten Trinker, der die Pille morgens einfach nicht einwirft, wenn er weiß, dass abends Party ist. So leicht lässt sich das Gehirn nun auch nicht veralbern. Disulfiram hat seine Zulassung in Deutschland verloren, ist aber in Österreich und der Schweiz nach wie vor erhältlich.

Acetylcholin: Volle Konzentration

Acetylcholin ist der erste Neurotransmitter, der je entdeckt wurde. Kein Wunder: Von allen Nervenbotenstoffen haben wir von ihm am meisten im Körper. Er ist auch für unsere Konzentration zuständig. Raucher kennen das: Nikotin dockt an den Rezeptoren für das Acetylcholin an, macht wach, kitzelt die Hirnleistung, steigert die Konzentration und den Fokus. Kokain und Partydrogen (sogenannte MDMA) tun genau dasselbe. Wie mächtig Acetylcholin ist, zeigt sich bei Alzheimer-Patienten. Ihnen fehlt es, sie dämmern ins Vergessen.

Gleichzeitig sorgt Acetylcholin dafür, dass Nervenimpulse auf unsere Muskeln übertragen werden. Nur dank des Nervenbotenstoffes schlägt unser Herz und können wir die Muskeln anspannen. Gruselfaktor: Das berüchtigte Insektengift E605 hemmt ein Enzym, das das Acetylcholin nach Gebrauch wieder zerlegt. Dadurch sammelt sich immer mehr dieses Nerventurbos an – und der Tod kommt unter Krämpfen, Erbrechen und Atemlähmung. E605 wurde deshalb verboten. Erlaubt hingegen ist Methomyl, chemisch zwar anders gestrickt, aber in der Wirkung ähnlich. Auch Methomyl verhindert den Acetylcholinabbau. Kokain wird immer häufiger mit Methomyl gestreckt, um die aufputschende Wirkung der Droge zu steigern. Es gab deshalb bereits Tote. Sie sind durch das Methomyl elendig erstickt.

Serotonin: Auch unser Glückssystem spielt mit

Gelassenheit und innere Harmonie. Das Glück des Augenblicks genießen. Die Welt in wohligen Farben sehen, Freude empfinden und positiv in die Zukunft schauen. Sich mit anderen Menschen verbunden fühlen. Das alles beschert uns ein Hirnbotenstoff, von dem Sie bestimmt schon gehört haben: Serotonin. Es ist das Salz in der Suppe unseres Gefühlslebens. Fehlt Serotonin, schlagen Angst und Depressionen zu. In schlimmen Fällen plagen die Betroffenen Selbstmordgedanken.

Sie ahnen es bereits: Viele legale und illegale Drogen manipulieren auch das Serotoninsystem. Deshalb machen sie ja kurzfristig auch so happy. Sie regen den Körper an, mehr Serotonin auszuschütten – teilweise ganz schön rabiat. Besonders extrem wirken die sogenannten Partydrogen MDMA (Ecstasy) auf das Glücksbotensystem. Sie quetschen bis zu achtzig Prozent des körpereigenen Serotonins aus den Nervenzellen, langfristig zerstören MDMA serotoninproduzierende Zellen im Gehirn.

Lässt die Wirkung nach, ist auch die gute Laune wie weggeblasen. Dahinter gähnt ein tiefes Stimmungsloch. Kein Wunder bei dem Serotonin-Raubbau. Die Partyszene nennt das verniedlichend »Comedown« oder »Feierdepris«. Mitunter erwischt es einen erst ein paar Tage später, das ist dann der »Midweek Blues«. Goldige Namen für Schlafstörungen, Graugedanken und Depressionen bis hin zu brutalen Angst- und Panikattacken.

Auch Kokain, LSD und Alkohol kitzeln das Serotoninsystem in schwindelerregende Höhen – und zerstören es langfristig. Wir schauen uns in den Kapiteln zu den einzelnen Suchtmitteln genauer an, wie sie auf das Serotoninsystem wirken.

Fakt ist, das Glücksbotenstoffsystem von Süchtigen hat in der Regel schwere Schlagseite. Gleichzeitig kennt das Suchtgedächtnis das Gegenmittel: den nächsten Schluck, die nächste Pille. Trotz bester Vorsätze geht der Konsum wie ferngesteuert in die nächste Runde. Willensschwäche? Schmunzeln wir gemeinsam.

GABA und Glycin: Entspannung pur

Ein kräftiger Schreck setzt Körper und Geist unter Hochspannung. Ein praktisches Relikt aus alten Zeiten. Wen ein Raubtier angriff, der war besser in Sekundenbruchteilen auf hundertachtzig – oder überlebte nicht. Die Nervenbotenstoffe Adrenalin und Noradrenalin regeln das.

Ist der Stress vorbei, brauchen wir eine beruhigende Signalsubstanz, die Aufregung und Anspannung geht wieder zurück.

Dieser natürliche Stress-Stopper nennt sich GABA. Das ist eine Abkürzung für »Gamma-Amino-Butyric-Acid«, auf Deutsch wäre das die Gamma-Amino-Buttersäure. Merken Sie sich GABA, das reicht.

GABA stimmt die Welt von Dur auf Moll. Eine tiefe Meditation beispielsweise steigert den GABA-Spiegel im Blut um bis zu einem Drittel. In unserer hektischen Welt ist Entspannung Mangelware. Wie praktisch wäre so eine Extraportion GABA auf Knopfdruck. Einfach zum Runterkommen. Frei Haus liefern das beispielsweise Alkohol oder Cannabis. Letzteres spielt über Bande, Alkohol macht das ganz direkt: Er legt an der GABA-Andockstelle im Gehirn an. Diesem ist es völlig egal, ob da GABA oder Alkohol sitzt. Ist der Rezeptor besetzt, funkt das Hirn: »Entspannung, bitte!« So wirkt das berühmte Entspannungsglas.

Damit tut Alkohol dasselbe wie Beruhigungsmittel. Beide docken am GABA-Rezeptor an. Valium und Konsorten sind in Ausnahmefällen segensreich – aber sie machen verdammt schnell abhängig. Dann schlagen ohne Pille Unruhe, Angst und Panik zu.

Auch wenn Sie von GABA oder dessen kleinen Bruder, dem Glycin, noch nie etwas gehört haben: Sie gehören zu den wichtigsten und häufigsten Nervenbotenstoffen, die wir haben. Ein Extrembeispiel verdeutlicht das: Wundstarrkrampf, auch bekannt als Tetanus. Wen die Krankheit erwischt, der windet sich unter fürchterlichen Krämpfen, schlimmstenfalls bis in den Tod. Der Grund: Bakteriengifte verhindern, dass der Körper GABA und Glycin freisetzt. Den Muskeln der Betroffenen fehlen die Entspannungskommandos. Sie krampfen so stark, dass dabei manchmal sogar Knochen brechen.

Die Lust auf mehr: Toleranzentwicklung

Suchtmittel lassen unsere Hirnbotenstoffe sprudeln. Auf Dauer lässt sich der Körper die chemische Glücksdusche aber nicht gefallen. Er hat es nun mal gerne ausgeglichen und ergreift Gegenmaßnahmen. Er macht kurzerhand die Andockstellen der Nervenbotenstoffe im Gehirn dicht. Natürlich nicht alle, das würden wir nicht überleben. Aber es werden immer weniger. Dann kann noch so viel drogengekicktes Dopamin im Kopf herumschwirren: Findet es keine Andockstelle, kann es nicht wirken.

Manipuliert ein Suchtmittel auch das Serotonin- oder GABA-System, greift der Körper zu denselben Maßnahmen. Er hat aber noch mehr in petto. Ebenso drosselt er bei Dauerbedröhnung die Produktion der künstlich aufgeputschten Neurotransmitter, stellt also weniger Dopamin, GABA oder Serotonin her. Oder aber, er bildet mehr Andockstellen des Gegenspieler-Nervenbotenstoffes, um das Gleichgewicht wiederherzustellen.

Das ist beispielsweise bei Alkohol so: Die GABA-Rezeptoren werden weniger, dafür sprießen die Andockstellen des Aufreger-Botenstoffes Glutamat wie Blumen im Frühling. Fällt dann der Alkohol weg, ist das Drama vorprogrammiert. Der Betroffene fühlt sich ständig unter Strom wegen der vielen Glutamat-Andockstellen (die alles aufsaugen, was sie nur bekommen können) und der fehlenden Entspannungsrezeptoren. Wie ein Auto im Vollgas ohne Bremse. Da hilft nur noch immer mehr Alkohol, um das System wieder ruhig zu bekommen.

So entwickelt sich die sogenannte Suchttoleranz. Bei allen Suchtmitteln gilt: Auf Dauer muss es immer mehr sein, um die manipulierte Hirnchemie kurzfristig wieder künstlich zu justieren. Die Abwärtsspirale dreht sich.

Entscheidet sich der Abhängige dann eines schönen Tages, aufzuhören, nimmt das Drama seinen Lauf: Sein Hirnbotenstoffsystem liegt in Schutt und Asche. Dopamin-Andockstellen sind nur noch spärlich vorhanden, und selbst die wenigen, die es noch gibt, bleiben teilweise unbesetzt. Das Funksystem für Motivation, Belohnung und Zufriedenheit ist verstummt, die Leitung ist tot.

Die Folge: Der Betroffene fühlt sich ständig unzufrieden, gelangweilt, gefrustet und leer. Viele werden auch launisch und aggressiv. Freunde und Familie von frisch Abstinenten können ein Lied davon singen. Diesen Dauerfrust soll der Betroffene nun aushalten – und hört gleichzeitig ständig die Sirenengesänge seines Suchtgedächtnisses: »Los komm, du weißt doch, was dir hilft. Nur einmal, und dir geht es wieder prima.«

Hirnchemie mit Schlagseite: Nicht die Psyche ist schuld

Wir haben bislang nur einen sehr kurzen Blick in den Dschungel unserer Hirnchemie geworfen. Mehr würde den Rahmen sprengen, und vieles weiß die Wissenschaft bis heute nicht mal genau. Sie werden jetzt aber schon eines unterschreiben können: Sucht ist eine knallharte biologische Veranstaltung. Wie auch die Psyche.

Psyche definiert sich laut Wikipedia als »Gesamtheit aller geistigen Eigenschaften und Persönlichkeitsmerkmale eines Individuums oder speziell eines Menschen. Sie beinhaltet Fühlen, Denken und sämtliche individuelle geistige Fähigkeiten, also somit auch unter anderem Denkvermögen, Lernfähigkeit, Emotionen, Wahrnehmung, Empfindung, Empathie, Wissen, Intuition oder Motivation.« Ob uns das passt oder nicht: All das regeln schnöde Moleküle und die Verdrahtung der Nerven untereinander.

Wir verwenden das Wort Psyche heute fälschlicherweise gleichbedeutend mit Seele. Das macht das Thema schwer greifbar und hoch individuell. Die aktuelle Neurobiologie lässt allerdings wenig Raum für Spiritualität. Sucht ist ein erklärbarer Vorgang im Gehirn. Auch eine sogenannte psychische Abhängigkeit ist deshalb genau betrachtet körperlich. Wo die Grenze zwischen Psyche und Seele verläuft – das mag die Wissenschaft irgendwann klären. Wenn Sie das Thema interessiert, werfen Sie mal einen Blick in die Bücher von Stanford-Professor Robert Sapolsky. Sein köstlicher Schreibstil hat ihm den Spitznamen Woody Allen der Verhaltensforschung eingetragen. Sapolskys Credo: Genau genommen haben wir nicht mal einen freien Willen. Das regeln alles unsere Nervenbotenstoffe. Starker Tobak, aber spannend.

Warum wird der eine süchtig, der andere aber nicht?

Suchtmittel wirbeln unsere Hirnchemie durcheinander und machen abhängig. So weit, so klar. Trotzdem bleibt ein großes Rätsel. Warum kann der eine mal ein Glas trinken, gelegentlich kiffen oder drei tolle Tage in Las Vegas zocken gehen und das dann genau so problemlos wieder lassen? Und warum geraten andere in den Suchtstrudel von immer mehr und immer öfter? Ganz einig ist die Forschung sich da noch nicht. Aber es gibt bereits einige sehr schlüssige Theorien.

Es wird Sie kaum überraschen, auch hier liegt der Grund in den Nervenbotenstoffen. Es gibt Menschen, die sozusagen von Haus aus einen Webfehler im Botenstoffsystem mit sich herumtragen. Sie haben dann zum Beispiel nur wenig Serotonin und fühlen sich niedergeschlagen, sind ängstlich oder leiden vielleicht sogar unter Panikattacken. Andere sind mit sehr wenig Dopamin ausgestattet und fühlen sich minderwertig, antriebslos und leer.

Viele Wissenschaftler meinen, dass diese Hirnchemie-Schlagseite darüber entscheidet, ob jemand süchtig wird oder nicht. In unserer alkoholgetränkten, internetverrückten, reizüberfluteten Gesellschaft ist es nur eine Frage der Zeit, bis so jemand an sein Suchtmittel gerät und kleben bleibt. Dabei sagt das Suchtmittel schon viel über den eventuellen Webfehler in der Hirnchemie aus. Kokser, Zocker und Internetjunkies suchen das Dopamin, Kiffer GABA und dessen Verwandte – und Trinker gleich alles zusammen, denn Alkohol bedient quasi alle Nervenbotenstoffsysteme.

Suchtforscher sehen in vielen Drogen nichts anderes als eine Art unbewusste Selbstmedikation. Die biochemische Schlagseite seines Hirnbotenstoffsystems mag dem Betroffenen nicht einmal bewusst sein. Das Einzige, was er sehr schnell merkt: Konsumiert er, fühlt er sich besser.

Ein sehr typisches Beispiel sind Menschen mit AD(H)S. Sie haben ein enorm hohes Risiko, an Alkohol, Cannabis oder Koks kleben zu bleiben. AD(H)S ist ein beinhartes Dopaminthema. Die Krux: Viele Betroffene wissen nicht einmal von ihrer Erkrankung, denn AD(H)S bleibt noch immer oft bis ins Erwachsenenalter undiagnostiziert. Das betrifft vor allem Frauen, denn sie passen in der Regel so gar nicht in das Schema des nervigen Zappelphilipps, der in der Schule schon mit Bananenschalen um sich warf. Sie sind die stillen Träumerchen – und rutschen später ab. Wir kommen später noch ausführlich darauf zurück.

Auch Menschen mit Angst- oder Panikstörungen, Sozialphobiker oder Depressive finden in Suchtmitteln trügerische Erleichterung. Auch bei ihnen können die Grundprobleme durchaus nicht so ausgeprägt sein, dass sie damit zum Arzt gehen. Fachleute fordern deshalb, bei Suchterkrankungen auch immer auf solche Möglichkeiten zu schauen. Geht man die Grunderkrankung nicht an, wird das auch nichts mit der Abstinenz.

Die biochemische Schlagseite unserer Hirnchemie wird uns nicht nur in die Wiege gelegt. Wer in unserer hektischen Welt nicht aufpasst, legt sein Entspannungssystem in Schutt und Asche. Ein vollgestopfter 14-Stunden-Tag und Leistungsdruck an allen Fronten zwingt unser GABA-System in die Knie. Für die Turboentspannung sorgen Alkohol oder Cannabis.

Suchtforscher sehen darin den Hauptgrund dafür, dass Frauen mittlerweile fast genau so viel und genauso riskant Alkohol trinken wie Männer. Ursache ist häufig die Doppelbelastung von Job und Familie. Sucht aus Überlastung – und sozial ist das auch noch voll akzeptiert. »Mommy needs a Drink« ist im englischen Sprachraum ein geflügeltes Wort, Bars tragen diesen Namen, T-Shirts mit dem Aufdruck sind Bestseller. Irgendwie schräg. Nein. Eher bedrückend.

Sucht kann sogar erblich sein

Auch das Erbgut entscheidet beim Thema Sucht mit. Kinder von Süchtigen haben ein hohes Risiko, selbst abhängig zu werden. Dabei ist es völlig egal, wie sie aufwachsen. An Zwillingen hat man das gut untersuchen können. Ihre Erbanlagen sind ja sehr ähnlich, bei eineiigen Zwillingen sogar identisch.

Man hat die Entwicklung von Zwillingsgeschwistern langfristig untersucht, die getrennt voneinander aufwuchsen. Ein Beispiel: Ein Zwillings-Geschwisterkind wächst behütet in einer Pflegefamilie auf, das andere bleibt bei den alkoholabhängigen leiblichen Eltern. Erstaunliches Ergebnis: Beide Geschwister haben dasselbe Risiko, später zur Flasche zu greifen.

Sucht ist erblich – aber natürlich hat die Natur aus gutem Grund kein Suchtgen vorgesehen. Lange rätselte die Forschung, wie Eltern Sucht weitergeben können. Übrigens: Die Betonung liegt auf »können«. Nicht jeder aus einer Suchtfamilie bekommt zwangsläufig derartige Probleme. Er hat aber ein deutlich höheres Risiko.

Das Thema Sucht und Vererbung ist super spannend. Wenn es Sie noch genauer interessiert, lesen Sie weiter. Es ist schon toll zu sehen, wie weit die Wissenschaft zu diesem Thema ist. Wenn Ihnen das zu detailliert ist – auch kein Problem. Dann überspringen Sie diese folgenden Abschnitte. Nehmen Sie nur mit: Auch Ihre Gene spielen beim Thema Sucht eine Rolle. Wahrscheinlich sogar eine ziemlich große. Trotzdem dienen Gene nicht als Ausrede – auch mit einer genetischen Suchtveranlagung kann man abstinent bleiben oder werden.

Sucht ist vererblich. Eigentlich macht das keinen Sinn: Warum sollte die Natur ein Suchtgen in unsere Erbsubstanz eingebaut haben? Hat sie natürlich auch nicht. Trotzdem wird Sucht in der Familie genetisch weitergegeben. Die Erbmacke liegt nicht in unserer eigentlichen Erbsubstanz (der DNA) verschlüsselt, sondern sozusagen eine Ebene höher. Deshalb heißt diese Forschungsdisziplin auch Epigenetik.

Ein neues Forschungsfeld: Epigenetik

Der Webfehler liegt in einem Eiweißknäuel, um das sich unser Erbgut wickelt. Dieses sogenannte Histon ist dafür zuständig, was aus den Erbinformationen am Ende entsteht. Bildlich gesprochen: Die DNA, das Erbgut, ist das Rezeptbuch. Das Histon ist der Koch. Während das Rezeptbuch (die DNA) quasi in Stein gemeißelt ist, kann der Koch schon mal Fehler machen.

Das Histon-Eiweißknäuel ist empfindlich auf Umwelteinflüsse und kann Schaden nehmen. Dann entstehen Probleme. Schäden am Histon entscheiden, ob jemand Diabetes oder Krebs bekommt – oder ob beispielsweise der Stoffwechsel einiger Hirnbotenstoffe nicht ordentlich funktioniert. Das Dumme ist: Unsere DNA und das Histonknäuel werden im Paket vererbt. Schäden am Histon gehen also auch auf die nächste Generation über, genau wie die Erbsubstanz selbst.

Dabei sind es nicht immer rein chemische Betriebsunfälle, die das Histon lädieren. Sogar schreckliche Erlebnisse wie Krieg oder Hungersnöte können dem Histon zusetzen, den Betroffenen krank machen – und sogar die Gesundheit seiner Kinder und Enkel beeinträchtigen. Forscher sprechen hier von epigenetischen Narben. Ein Beispiel: Die Babys von Frauen, die im Hungerwinter 1944/45 schwanger waren, hatten deutliches Untergewicht bei ihrer Geburt. Das erscheint ja noch mehr als logisch. Aber dann zeigte sich: Diese Kinder bekamen später überdurchschnittlich oft Depressionen, Übergewicht, Schizophrenie, Herzkrankheiten oder Diabetes. Später gebaren die Frauen dieser Generation selbst wieder untergewichtige Kinder – obwohl doch schon längst wieder genug zu essen da war. Die Erbsubstanz der Hungerwinter-Enkel enthielt also auch Informationen über das bittere Leben ihrer Großeltern.

Epigenetik: Schaden im Serotoninsystem

Auch psychische Extremsituationen können dem Histon schaden und unsere Epigenetik verändern – was dann beispielsweise den Nervenbotenstoffhaushalt beeinträchtigt. Ganz vorne: Das Serotoninsystem.

Menschen, die in der Kindheit missbraucht, geschlagen oder sozial vernachlässigt wurden, haben auch noch im Erwachsenenalter deutlich niedrigere Serotoninspiegel. Das Gleiche gilt für Soldaten, die an einer sogenannten posttraumatischen Belastungsstörung leiden. Haben sie im Krieg schreckliche Dinge erlebt, beschädigt das ihren Serotoninhaushalt nachhaltig. Von missbrauchten Kindern oder Soldaten weiß man, dass sie ein großes Risiko haben, süchtig zu werden. Saufen wegen schlechter Kindheit, das kennt und akzeptiert man sogar. Der Grund dafür liegt hier: Durch die Serotoninnarbe haben die Betroffenen nur wenig des Botenstoffs im Körper – mit den entsprechenden Auswirkungen auf die Gemütslage. Merken sie, dass es ihnen mit Alkohol besser geht, bleiben sie dran kleben.

Auch wer mit ansehen musste, wie das World-Trade-Center einstürzte, hat heute noch wesentlich weniger Serotonin im Blut. Das haben Untersuchungen an mehr als 40 000 New Yorkern ergeben, die als Anwohner, Passanten oder Rettungskräfte die Anschläge miterlebten. Auch diese Menschen werden ihre epigenetische Serotoninnarbe an ihre Kinder weitervererben.

Zu wenig Serotonin im Hirn macht depressiv. Es gibt zwei Gründe für einen zu niedrigen Serotoninspiegel. Der eine: Es wird zu wenig gebildet. Der andere ist ein wenig verzwickter. Es gibt Menschen, die produzieren durchaus genügend Serotonin, aber es befindet sich nicht in ausreichender Menge dort, wo es wirken kann: im Zwischenspalt zweier Hirnnerven. Denn nur so kann es die Information »Glück« weitertragen. Hat es seinen Job erledigt, soll es ja wieder in den Nerv zurückwandern, also auf seinen Botenstoffparkplatz, bis sein nächster Einsatz ansteht. Trotzdem ist es gerade beim Serotonin wichtig, dass immer auch ein wenig davon im Spalt zwischen den Nerven ist.

Bei einigen Menschen verschwindet zu viel Serotonin zu schnell wieder im Nervenparkplatz und bleibt da auch. Es hängt fest. Bei diesen Menschen sind die Transportsysteme, die das Serotonin auf seinen Parkplatz schleusen, quasi hyperaktiv. Sie fischen zu viel Serotonin aus dem Nervenspalt. Und bei Bedarf ist dann keines da, das einen Glücksimpuls von einem Nerv auf den nächsten übertragen kann. Auch so entstehen Depressionen. Und auch das kann durch einen Fehler in der Epigenetik ausgelöst werden.

Genau da setzen übrigens Medikamente gegen Depressionen an, die heute millionenfach verschrieben werden, die sogenannten selektiven Serotonin-Wiederaufnahmehemmer (SSRI, die Abkürzung steht für die englische Bezeichnung »Selective Serotonin Reuptake Inhibitors«). Bekannte Wirkstoffe sind Citalopram oder Fluoxetin. Sie blockieren die Transportsysteme, die das Serotonin auf die Parkposition im Nerv schicken, und verhindern so das Verschwinden des Glücksbotenstoffes aus dem Nervenzwischenraum.

Auch so ein überaktives Transportsystem ist erblich – durch einen epigenetischen Fehler. Wieder die gleichen Zusammenhänge: Durch einen Webfehler ist zu wenig Serotonin im Körper, Alkohol, Koks oder Cannabis heben die Stimmung, der Betroffene bleibt daran kleben. Vererbt wird also nicht die Sucht, sondern der Fehler im Serotoninsystem und damit das Risiko, in Serotonin-pushenden Drogen ein vermeintliches Gegenmittel gegen Depression und Graugedanken zu finden.

Epigenetik: Webfehler im Dopamin-System

Andere Menschen haben einen epigenetischen Fehler in die Wiege gelegt bekommen, der das Dopaminsystem lahmen lässt. Bei ihnen entwickeln sich die Andockstellen für Dopamin nicht ordentlich. Der Botenstoff selbst ist zwar da, aber dessen Anlegestellen sind nicht fit. Also kann die Information auch nicht ordentlich übertragen werden.

Bei den Betroffenen sind die Dopamin-Andockstellen unempfindlich und träge – oder sie haben gleich viel zu wenig davon. Wer mit einem solchen Dopamin-Webfehler durch die Welt läuft, fühlt sich deshalb auch ständig unzufrieden, ist unkonzentriert und traut sich nur wenig zu. Bis zu dem Tag, an dem er das erste Mal kokst oder trinkt.

Quasi alle Suchtmittel verpassen dem Dopamin einen Kickstart – und auf einmal ist die Welt schön, das Selbstbewusstsein auf dem Höhenflug. Kurzfristig bekommt das Leben so richtig Schwung. Daher haben solche Menschen eine viel größere Gefahr, an legalen und illegalen Drogen kleben zu bleiben.

Wohlgemerkt, dieser epigenetische Webfehler im Dopaminsystem ist nicht bei allen Menschen der Grund für ihren Hang zur Sucht. Auch ist ein solcher Fehler kein zwingender Grund, abhängig zu werden. Nur ist klar: Wer zu wenig Dopamin-Andockstellen geerbt hat, der hat auch ein höheres Suchtrisiko.

Vielleicht wird es in Zukunft sogar möglich sein, Menschen mit solchen ererbten Fehlern im Dopaminsystem zu helfen. Bei Laborratten haben Forscher es bereits geschafft. Man züchtete Nager, die von Natur aus wenig Dopamin-Rezeptoren haben. Dann machte man die Versuchstiere alkoholabhängig: Bekamen sie gleichzeitig Wasser und verdünnten Alkohol angeboten, wählten sie immer den Alkohol.

Eine spezielle Substanz änderte das: Die Forscher spritzten den Ratten bestimmte zusätzliche Erbgutteile ins Gehirn, die sie aus Viren gewonnen hatten. Das sorgte dafür, dass sich die Dopamin-Rezeptoren der Ratten fast verdoppelten. Der Effekt auf den Drang zum Alkohol war verblüffend: Die Ratten tranken danach nur noch Wasser. Der Alkohol interessierte sie nicht mehr.

SÜCHTE IM ÜBERBLICK: VON ALKOHOL BIS ZOCKEN

Verschiedene Suchtmittel spielen an jeweils unterschiedlichen Nervenbotenstoffsystemen herum. Deshalb unterscheiden sich auch die Strategien in Details, wenn man das erste Glas stehen lassen, die nächste Kippe nicht mehr anzünden oder das Casino nicht mehr betreten will. Bei manchen Süchten gibt es sogar Medikamente, die gegen das Verlangen eingesetzt werden – mit unterschiedlichem Erfolg. Die Details schauen wir uns jetzt einmal genauer an und nehmen Alkohol, Nikotin, Koks und Co einzeln unter die Lupe. Ein Tipp: Auch wenn Sie die eine oder andere Sucht gar nicht betrifft, lesen Sie die Kapitel trotzdem. Ich habe immer mal Amüsantes und allgemein Wissenswertes eingestreut. Auch das wird Ihr Bild abrunden, dass Sucht immer dieselben Wurzeln hat.

Süchte wie Essstörungen oder selbstverletzendes Verhalten bleiben hier außen vor. In diesen Fällen spielen neben der Neurobiologie noch viele andere Faktoren eine Rolle. Darauf einzugehen, würde dieses Buch einfach sprengen.

Alkohol: Volksdroge Nummer Eins

Wein, Bier, Sekt, Schnaps oder andere harte Drinks sind weltweit die Droge Nummer Eins. Millionen Liter Alkohol fließen jährlich durch die Kehlen, fordern Zigtausende von Toten, stürzen Menschen und ihre Familien ins Elend – und dennoch ist er sozial völlig akzeptiert. Ja mehr noch: Alkohol ist die einzige Droge, für deren Nichtkonsum man sich sogar rechtfertigen muss. »Wie, du trinkst nichts? Ach komm, ein Glas« ist noch die freundlichste Art des Sozialdrucks.

Es gibt einen sehr einfachen Grund, warum so unendlich viele Menschen dem Alkohol verfallen: Er manipuliert als einzige Droge alle wichtigen Nervenbotenstoffsysteme gleichzeitig. Das macht ihn deshalb quasi für jeden »attraktiv.« Ein hirnchemischer Rundumschlag, sozusagen. Deshalb nennen Suchtforscher ihn auch die schmutzigste Droge überhaupt. Und deshalb ist es auch so verdammt schwer, vom Alkohol wieder loszukommen. Denn am Ende herrscht im Hirn komplettes Chaos, und allein der nächste Drink verspricht, das Elend wieder zu fixen. Wir haben weiter vorne bereits kurz angerissen, wie Alkohol unsere Hirnchemie torpediert. Schauen wir noch einmal genauer hin.

Alkohol ist die einzige frei verkäufliche Droge, die direkt in das GABA-System eingreift, denn Alkohol passt an die GABA-Andockstellen. Das berühmte Entspannungsglas ist chemisch gesehen nichts anderes als ein GABA-Ersatz. Sind alle GABA-Rezeptoren bis auf den letzten Platz besetzt, können Chirurgen ihre Arbeit tun. So funktionieren Narkosemittel.

Überflutet Alkohol die GABA-Andockstellen, knallt dem ungeübten Trinker schon bald der Kopf auf den Tisch – er schläft einfach ein. Sind viele GABA-Rezeptoren alkoholbesänftigt und funken »Entspannung«, kommt der Sandmann im Sauseschritt.

Der Alkoholtrainierte hingegen ist auch nach mehreren Gläsern noch putzmunter. Will er sich entspannen, muss immer mehr Alkohol her, um den Effekt zu erzielen. Der Körper toleriert die Dauertrance nicht und wehrt sich. Er beginnt, GABA-Rezeptoren dicht zu machen. Deshalb haben Trinker insgesamt weniger Andockstellen, an die der Alkohol anlegen und seine entspannende Wirkung entfalten kann. So vertragen Alkoholiker auch Mengen, nach denen jeder andere bereits halb bewusstlos wäre.

Wer weniger GABA-Andockstellen hat, weil er ständig zu viel trinkt, bekommt auf Dauer ein Problem. Das natürliche Bremssystem des Körpers funktioniert nicht mehr. Gleichzeitig spielt Alkohol am körpereigenen Stresssystem herum. Er knipst die Andockstellen des Aufregerbotenstoffes Glutamat einfach aus.

Jetzt haben wir einen miesen Doppeleffekt. Alkohol tut so, als wäre er GABA und entspannt. Gleichzeitig schaltet er das Glutamatsystem auf stumm und unterdrückt die nötige Gegenspannung und Wachsamkeit. So erzeugt er eine künstliche Tiefenentspannung – so lange der Alkohol durch die Adern fließt.

Der Körper reagiert und bildet unter Alkoholdauerberauschung immer mehr Glutamat-Andockstellen. Das Ganze ist dann ein Teufelskreis: Zu wenige Andockstellen für GABA verhindern die Entspannung – dafür sind aber viel zu viele Häfen für das erregende Glutamat vorhanden. Der Körper gerät in einen Zustand der ständigen Anspannung, kann aber nicht mehr runterfahren. Die schnelle Lösung: Der GABA-imitierende Alkohol, der das Glutamat in Schach hält. Bis zur nächsten Runde.

Das war viel Theorie auf einmal, zugegeben. Aber jetzt verstehen Sie, warum regelmäßige Trinker irgendwann nur noch mit Alkohol entspannen können. Im Extremfall werden sie fahrig, rast- und ruhelos. Die Hände zittern, Schlafstörungen und Schweißausbrüche stellen sich ein. Das sind die sichtbaren Zeichen des verschobenen GABA-Glutamat-Systems, und das ist es, was man landläufig als körperliche Abhängigkeit bezeichnet.

Irgendwann fangen solche Menschen dann schon morgens an zu trinken – es geht nicht mehr anders. Hören sie von einem Moment auf den anderen auf, wird es gefährlich. Jedes Jahr sterben Alkoholiker an so einem kalten Entzug. Der Blutdruck schießt durch die Decke, der Blutzucker sackt in den Keller. Die Betroffenen werden ohnmächtig, bekommen manchmal sogar Krampfanfälle. Todesursache sind dann Kopfverletzungen oder Ersticken an Erbrochenem. Deshalb müssen schwere Trinker auch unbedingt in einer Klinik entziehen. Dort halten Ärzte die lebensgefährlichen Entzugserscheinungen mit Medikamenten unter Kontrolle.

Auch wer noch nicht so stark abhängig ist, kämpft in der ersten Zeit ohne Alkohol heftig mit der Schieflage im Glutamat- und GABA-System. Der Körper steht unter Daueranspannung. Selbst vierundzwanzig Stunden im Bett liegen bringt dann nichts. Der biochemische Stress jagt den Betroffenen auf die Palme. Blöd, wenn gleichzeitig das Suchtgedächtnis zirpt: »Nur ein Gläschen, und du hast Frieden.«

Schwitzen und Händezittern gelten als Zeichen einer körperlichen Abhängigkeit, weil man sie sehen kann. »Psychisch« sind Antriebslosigkeit oder Depressionen in der ersten Zeit ohne Alkohol aber genau so wenig wie Zittern oder Schwitzen. Alkohol zwingt auch das Dopamin- und Serotoninsystem auf Dauer in die Knie. Das funktioniert nach dem bekannten Muster: Der Körper schließt die Andockstellen und produziert weniger des Nervenbotenstoffes. Das sieht man zwar nicht, es ist aber genauso körperlich.

Beim Alkohol kommt verschärfend etwas hinzu. Er raubt dem Körper wichtige Nährstoffe, die er zum Aufbau von Nervenbotenstoffen braucht. Unser Stoffwechsel hält Alkohol für das, was er ist: ein Gift. Und das will er schnellstmöglich wieder loswerden. Für die Entgiftung verbraucht er besonders viel Vitamin B3, auch Niacin genannt. Alkohol verhindert zudem, dass Niacin ordentlich aus der Nahrung aufgenommen werden kann. So wird das Niacin doppelt zur Mangelware: hoher Verbrauch – geringer Nachschub.

Allerdings ist Niacin für den Körper unverzichtbar. Es spielt eine zentrale Rolle für unser Wohlergehen, allem voran im Energiestoffwechsel. Sind die Speicher leer gepumpt, schaltet der Körper auf Notbetrieb und produziert das Vitamin selbst: aus der Aminosäure Tryptophan. Diese ist auch Ausgangssubstanz des Glücksbotenstoffes Serotonin.

Muss der Körper seine Tryptophanvorräte plündern, um das lebenswichtige Niacin herzustellen, rutscht die Stimmung schnell in den Keller. Der Tryptophan-Kahlschlag ist gewaltig, wenn der Körper an seine Reserven muss. Aus sechzig Milligramm Tryptophan produziert er nur ein Milligramm Niacin. Der Niacin-Tagesbedarf eines gesunden Erwachsenen liegt ungefähr bei zwanzig Milligramm – wenn er keinen Alkohol trinkt. Kommt nichts aus der Nahrung, müssen rund fünfhundert Milligramm Tryptophan dafür dran glauben. Das ist ziemlich genau die Menge, die ein gesunder Mensch eigentlich für seinen täglichen Serotoninstoffwechsel braucht. Die sind dann aber weg.

Diese Mengen gelten für gesunde Nichttrinker. Alkohol verschlimmert die Misere um ein Vielfaches. Ratzfatz sind die Tryptophanspeicher leer, das Serotoninsystem liegt am Boden, weil der Körper keinen Baustoff mehr für den Glücksbotenstoff hat. Kein Wunder also, dass Depressionen zum Alltag vieler Menschen gehören, die zu viel Alkohol trinken – und die erste abstinente Zeit so unglaublich schwer machen. Riesige Niacin- und Tryptophanlücken allein durch die Ernährung zu schließen, ist schwer und dauert lange.

Nährstofflücken sind gerade bei Alkoholikern ein großes Problem, nicht nur was das Niacin betrifft. Studien zeigen: Trinkern fehlt so ziemlich alles von Vitamin A bis Z wie Zink. Mineralstoffe wie Magnesium oder Kalzium sind Mangelware. Nicht nur verbraucht der Körper enorme Mengen dieser wertvollen Nährstoffe, der Alkohol verhindert gleichzeitig deren Aufnahme aus der Nahrung im Darm. Hinzu kommt, dass Trinker so manche

Mahlzeit durch Alkohol ersetzen, um dann später zu Chips und Süßem zu greifen. Klar, dass da schnell Nährstofflücken klaffen. Das macht nervös, fahrig, depressiv, raubt den Schlaf und die Konzentration. Das Trinkerhirn kennt das Gegenmittel: den nächsten Schluck.

Das Thema Nährstoffe und Alkohol ist riesig – die Forschung weiß heute sehr viel darüber. Vitamine, Mineralstoffe und Co können sogar den Ausstieg aus der Alkoholsucht erleichtern und begleiten. Leider reicht hier der Platz nicht, um weiter in die Tiefe zu gehen. Betroffene und Interessierte finden alles zum Thema Nährstoffe und Alkohol in meinem Buch *Alkohol adé*.

OPIUM IM HIRN DURCH EINEN CHEMISCHEN BETRIEBSUNFALL

Durch einen chemischen Betriebsunfall beim Alkoholabbau kann im Gehirn ein Opium-ähnlicher Stoff entstehen. Ja, Opium, Sie haben richtig gelesen. Denn um den Alkohol abzubauen, benutzt der Körper eine Substanz, die er eigentlich auch für den Dopaminstoffwechsel braucht. Zwei chemische Vorgänge konkurrieren also um ein und dieselbe Substanz. Der Körper gibt der Alkoholentgiftung den Vortritt. Auf der Strecke bleibt ein halb fertiges Dopamin-Molekül.

Dieses schließt sich mit anderen halb garen Dopamin-Molekülen zusammen. Es entsteht eine Substanz mit dem unglaublichen Namen Tetrahydropaveroline, kurz THP. Dieses THP kommt auch in der Natur vor: Aus ihm baut die Mohnpflanze das Opium. Im Körper wirkt THP wie Morphium. Opium, Morphium und Heroin sind chemische Geschwister. Genau das bildet sich im alkoholbenebelten Gehirn.

Einige Forscher sind der Meinung, dass starke Trinker eben durch diesen chemischen Betriebsunfall eigentlich zusätzlich opiumabhängig sind. Ohne es zu wissen oder zu wollen. Was das für den Ausstieg aus dem Alkohol bedeutet, kann man sich unschwer ausmalen.

Die Behandlung

Alkohol greift tief in zentrale Körperabläufe ein. Wer ihn irgendwann für immer stehen lassen will, muss deshalb vorsichtig sein. Ein sogenannter kalter Entzug kann fürchterlich schiefgehen und tödlich enden. Wer bereits recht tief in der Sucht steckt und viel trinkt, sollte deshalb die ersten Tage in einer Klinik professionell entgiften. Um abzuklären, ob eine solche Entgiftung der sichere Weg ist, sollte unbedingt ein Arzt mit ins Boot.

Hier ein paar Kriterien, die wichtige Hinweise geben:

Wie oft trinken Sie Alkohol?
Je öfter und regelmäßiger Sie trinken, umso höher ist Ihr Risiko.

Um welche Tageszeit trinken Sie das erste Mal?
Je früher Sie beginnen, umso größer ist Ihr Risiko. Wenn Sie den ganzen Tag über einen bestimmten Alkoholpegel halten müssen, brauchen Sie auf jeden Fall medizinische Hilfe.

Welchen Alkohol trinken Sie? Bier, Wein, Schnaps, Whisky (also harte Drinks)? Wie viel Alkohol trinken Sie?
Je mehr Sie trinken und je mehr harte Sachen dabei sind (sprich: Je mehr reinen Alkohol Sie konsumieren), umso größer ist Ihr Risiko.

Gibt es Zeiträume, in denen Sie keinen Alkohol im Blut haben, ohne körperliche Symptome zu spüren?
Wenn Sie manchmal mehrere Tage keinen Alkohol trinken (fünf Tage am Stück oder mehr), ohne dass die im nächsten Abschnitt beschriebenen Symptome auftreten, senkt das die Gefahr für Krampfanfälle. Je größer die Trinkabstände, umso geringer das Risiko.

Was für sichtbare Zeichen gibt es, wenn Sie mal keinen Alkohol trinken?
Zittern Ihre Hände? Fangen Sie an zu schwitzen? Wird Ihnen übel? Bekommen Sie Kopfschmerzen, einen erhöhten Puls/Blutdruck (sofern Sie das wissen), wird Ihnen schwindelig? Das sind Warnsignale. Sie sollten den Entzug mit einem Arzt beginnen.

Haben Sie bereits einen Alkoholentzug hinter sich – oder sogar mehrere?
Jeder Alkoholentzug steigert das Risiko, beim nächsten einen Krampfanfall zu erleiden. Haben Sie also bereits einen Entzug mit körperlichen Symptomen hinter sich, ist die Entgiftung in der Klinik ein Muss.

Haben Sie andere Krankheiten wie Bluthochdruck, Diabetes oder Epilepsie?
Dann gehören Sie auf jeden Fall in die Klinik, um aus dem Alkohol auszusteigen.

Leiden Sie an schweren Depressionen und hatten in der Vergangenheit sogar schon Selbstmordgedanken?
Stimmungslöcher nach dem Abschied vom Alkohol sind normal und in den Griff zu bekommen. Wenn Sie allerdings schon jetzt depressiv sind oder sogar schon einmal an Selbstmord dachten, kann das eskalieren. Begeben Sie sich also für die ersten Tage ohne Alkohol in die Hände von Ärzten.

Fällt die Entscheidung, dass eine ärztliche Begleitung sicherer ist, gibt es zwei Möglichkeiten: ambulant entgiften oder direkt in der Klinik. Wenn Sie zu dem Schluss gekommen sind, dass Sie für die erste Zeit in ärztlichen Händen besser aufgehoben sind, trinken Sie bitte wie gewohnt weiter, bis es losgeht. Das hört sich vielleicht merkwürdig an, dennoch ist es der sicherere Weg.

Möglichkeit ambulanter Entzug

Beim ambulanten Entzug bleibt man in den eigenen vier Wänden, steht aber mit dem Arzt in engem Kontakt. Der verschreibt Medikamente, um eventuell auftretende körperliche Entzugserscheinungen auszuschalten oder zu lindern. Mit diesen darf man allerdings nicht Auto fahren. Der Arzt muss also auch anders gut erreichbar sein. Wer ambulant entziehen will, darf nicht alleine wohnen und muss sich für ein bis zwei Wochen täglich beim Arzt sehen lassen. In der Regel stellt der Hausarzt für diese Zeit eine Krankschreibung aus. Den Grund dafür erfährt der Arbeitgeber nicht.

Der Klinikentzug

Die andere Möglichkeit ist eine Entgiftung in der Klinik. Die Einweisung bekommen Sie vom Hausarzt. Im Krankenhaus ist man vierundzwanzig Stunden unter medizinischer Aufsicht. Netz und doppelter Boden sozusagen. Wenn alles glatt läuft, passiert nicht viel mehr als im ambulanten Entzug: Man bekommt Medikamente, die die Entzugssymptome lindern und beruhigen, Blutdruck und Blutzuckerspiegel werden kontrolliert.

Wenn Ihnen allein beim Gedanken an einen Klinikentzug die Schamesröte ins Gesicht kriecht, machen Sie sich bitte klar: Es sind Klischees, die Sie kirre machen. In der Klinik liegen keine Verwahrlosten mit ungewaschenen Unterhemden im Nachbarbett. Dort sind Menschen wie Sie, Ihre Nachbarn oder Ihr Chef. Alkoholismus ist eine Volkskrankheit und kann jeden treffen.

Ob ambulant oder stationär: Bei der Entgiftung geht es ausschließlich um den körperlichen Entzug vom Alkohol. Danach ist aber noch längst nicht alles in Butter. Man ist erst mal nur »clean«, der Alltag kehrt wieder ein, mit all seinen Fallen. Der Stress ist wieder da, die Sorgen, der Frust – oder auch das Gefühl »sich das Glas doch nun verdient zu haben«. Und schon geht das Spiel von vorne los.

Deshalb muss hinterher noch so einiges passieren. Betroffenen wird nach der Entgiftung deshalb eine anschließende Behandlung empfohlen, in der es mehr um die sozialen Komponenten der Krankheit geht. Ziel ist es, den Betroffenen langfristig zu stabilisieren und beispielsweise einzuüben, wie er auch ohne Alkohol schwierige Situationen meistern kann. Eine Langzeittherapie ist für alle gut, die psychologisch ihr Päckchen zu tragen haben und vielleicht deshalb in den Alkohol gerutscht sind. Auch diese sogenannte qualifizierte Langzeittherapie gibt es ambulant oder stationär. In der Regel dauert sie drei Monate.

So weit die Theorie. Wenn es für den Betroffenen so passt, ist das sicherlich auch gut und richtig. Dennoch gibt es durchaus berechtigte Kritik an dem, was in einer solchen Langzeittherapie passiert, und viele Betroffene fühlen sich davon einfach nicht angesprochen. Ganz abgesehen davon, dass es sich nur wenige beruflich oder familiär erlauben können, für drei Monate von der Bildfläche zu verschwinden.

Medikamente gegen den Durst

Seit einigen Jahren setzen Ärzte auch Medikamente gegen den Drang nach Alkohol ein, mit gemischten, aber nicht zu verleugnenden Erfolgen. Für alle nachfolgenden Medikamente gilt: Sie sind ohnehin rezeptpflichtig und dürfen nur in enger Absprache mit einem Arzt genommen werden. Er muss auch während der Therapie überprüfen, ob das Medikament das richtige für Sie ist. Auch Dosisänderungen darf nur ein Arzt veranlassen.

Baclofen

Baclofen ist eigentlich ein Medikament, das bereits in den Sechzigerjahren erfunden wurde. Baclofen ist ein GABA-Molekül, an dem im Labor noch ein wenig herumgespielt wurde. Baclofen setzt an der GABA-Andockstelle an und entspannt. Damit ersetzt es quasi den Alkohol, der ja Ähnliches im Gehirn veranstaltet.

Mittlerweile gibt es viele Untersuchungen zu Baclofen, in Frankreich ist es zur Behandlung von Alkoholkranken zugelassen, in Deutschland nicht, kann aber vom Arzt als sogenanntes »Off Label Use« verschrieben werden. Trotzdem ist Baclofen kein Allheilmittel. Wer Alkohol nicht aus Entspannungsgründen trank, wird davon kaum profitieren.

Zum Thema Baclofen möchte ich Ihnen das Buch *Das Ende meiner Sucht* empfehlen. Autor ist der Kardiologe Dr. Olivier Ameisen, selbst ehemals schwer alkoholabhängig. Das Buch ist auch ein beeindruckendes Dokument dafür, wie sehr die gängige Alkoholbehandlung ins Leere laufen kann. Hätte sich Ameisen durch seine Recherchen nicht selbst geheilt, hätte er sich totgesoffen. Seine Worte.

Gabapentin

Die Pharmaindustrie kam auf der Suche nach einem Medikament gegen Alkoholismus vor einigen Jahren auf die Idee, das sogenannte Gabapentin auszuprobieren. Die Substanz gab es schon, sie wurde ursprünglich als Epilepsiemittel entwickelt. Sie sorgt dafür, dass der Körper mehr GABA herstellt. Gabapentin wurde in mehreren Studien getestet, teilweise sogar an schweren Trinkern. Die Ergebnisse waren durchaus positiv.

Bemerkenswert: Je größere Mengen Gabapentin die Trinker schluckten, umso leichter fiel ihnen die Abstinenz. Übersetzt heißt das: Je mehr der Körper zur GABA-Produktion angefeuert wurde, umso besser gelang es den Studienteilnehmern, die Finger vom Glas zu lassen. Wer weiß, was Alkohol im körpereigenen GABA-System anstellt, versteht warum.

Acamprosat

Grundlage des Medikaments ist die beruhigende Aminosäure Taurin. Forscher haben ein wenig am Taurin-Molekül herumgespielt und daraus das N-Acetylhomotaurin gebastelt. Die Substanz kam als Acamprosat auf den Markt und wird gegen Alkoholmissbrauch verschrieben. Genau weiß man noch nicht, warum es wirkt – sehr wahrscheinlich balanciert es das wild gewordene GABA-Glutamat-System wieder ein wenig aus.

Naltrexon

Naltrexon ist eine Substanz, die an die Opioid-Rezeptoren im Gehirn andockt – also genau da, wo unter anderem der Alkohol marodiert. Deshalb dämpft es das Verlangen und sorgt auch dafür, dass – sollte der Betroffene doch trinken – der belohnende und glücklich machende Effekt durch den Alkohol einfach ausfällt.

Medikamente können unter Umständen helfen, aber eines ist klar: Soll der Ausstieg klappen, liegt der Löwenanteil der Arbeit immer noch beim Betroffenen selbst. Er kann viel tun, um das alkoholverwirrte Hirn wieder auf die Spur zu bringen. Ein abstinenter Alltag bedeutet nicht: Alles wie vorher, nur ohne Alkohol. Das geht fast zwangsläufig schief. Aber keine Bange. Viele Tipps für einen suchtfreien Alltag finden Sie weiter hinten im Buch.

Tabak: Blauer Dunst im Kopf

Forscher streiten sich darüber, ob die Menschheit schon länger säuft oder raucht. Den ersten Vollrausch vermuten Forscher gegen 6000 bis 9000 vor Christus – ähnlich wie das Tabakrauchen und -kauen. Im Mittelalter kaute man Tabakblätter, weil das angeblich vor der Pest schützte. Dabei ist Tabaksqualm selbst die Pest: Allein in Deutschland sterben daran täglich 328 Menschen, also ein vollbesetzter Jumbojet. Das entspricht 120 000 Menschen im Jahr.

Botanisch ist Tabak mit Kartoffeln, Tomaten und Auberginen verwandt. Diese Nachtschattengewächse enthalten sogenannte

Alkaloide – eine chemisch hochwirksame Substanz. Das Alkaloid Solanin beispielsweise macht Kartoffeln grün. Erwischt man zu viel davon, fängt das Herz an zu rasen, es wird einem schwindelig und übel. Das ist auch die Reaktion auf die allererste Zigarette. Kein Zufall: Nikotin ist auch so ein Alkaloid.

Eine Zigarette enthält zwischen zehn und zwanzig Milligramm Nikotin, ein bis zwei Milligramm davon nimmt der Körper auf. Nur sieben bis zehn Sekunden braucht Nikotin, um den Hirnstoffwechsel geradezu explodieren zu lassen. Der Grund: Die Suchtsubstanz aus Zigaretten bindet an die Nervenandockstelle des Acetylcholin – dem häufigsten Nervenbotenstoff in unserem Körper überhaupt. Das ist wie beim Alkohol und dem GABA-System: Eigentlich hat die Suchtsubstanz am Rezeptor gar nichts zu suchen. Da die Moleküle sich aber ähneln, können sie trotzdem am Nerv andocken und ihn stimulieren.

Nikotin passt so perfekt an den Acetylcholin-Rezeptor, dass die Andockstelle manchmal sogar Nikotin-Rezeptor genannt wird, was natürlich Unsinn ist. Der Körper hat kein Nikotin vorgesehen und braucht es auch nicht.

Acetylcholin ist für Konzentration und Anspannung zuständig. Deshalb putscht Rauchen auf. Binnen weniger Sekunden flutet der blaue Dunst unser Gehirn mit der Information: Achtung, aufpassen! Klar, dass dann der Geist erst mal strammsteht. Der Nervenbotenstoff regelt auch die Muskelspannung. Deshalb treibt es viele Raucher nach der Morgenzigarette erst einmal aufs stille Örtchen. Das Nikotin stimuliert die Darmbewegung.

Nikotin verpasst auch den Nebennieren einen Kick. Diese reagieren mit einem kräftigen Noradrenalinstoß. Noradrenalin lässt Blutdruck und Puls steigen und verengt die Blutgefäße. Immerhin ist es ein Stressbotenstoff. Damit sind schon zwei mächtige Aufregerbotenstoffe beieinander. Noradrenalin schließlich kurbelt das Dopamin an. Jetzt kommen wieder das Belohnungssystem und das Suchtgedächtnis ins Spiel.

Wo die drei Großmeister für Wachsamkeit, Stress und Belohnung sind, ist das Glutamat nicht weit. Auch das treibt das Nikotin kräftig in die Höhe. Der Club der Aufputscher ist vollständig. Die körpereigene Antwort auf heftigen Nikotinstress sind Endorphine. Die Glücksbotenstoffe sollen es dem geschundenen System ermöglichen, damit besser umzugehen. Endorphine lösen Glücksgefühle aus, das kennen Sie bereits. Das wiederum merkt sich das Suchtgedächtnis, Dopamin und Glutamat helfen dabei.

Damit ist der Botenstoffcocktail aus Stimulation, Belohnung, Lernen und Glücksgefühlen fertig gerührt. Oder geschüttelt. Wie Sie es lieber mögen.

Durch Zigaretten steht unser System auf Dauerstress. Und unser Gehirn findet das auch noch klasse. Logisch ist das überhaupt nicht, aber unserem Hirn reicht es, dass das Dopamin sprudelt. Dafür macht es dann auch so einen selbstzerstörerischen Unsinn mit.

Dauerstress durch Nikotin und trotzdem feiern Raucher die berühmte Entspannungszigarette. Wie passt das zusammen? Ganz einfach: Fällt der Nikotinspiegel im Blut, treten Entzugserscheinungen auf. Immerhin wirbelt die Substanz die Hirnchemie ordentlich durcheinander. Die nächste Zigarette beruhigt nur deshalb, weil sie die Entzugssymptome kappt. Hatte man vorher noch zusätzlich Stress, etwa im Job, fühlt man diesen doppelt, wenn der Nikotinspiegel absinkt. Der blaue Dunst nimmt die Entzugserscheinungen und damit augenscheinlich auch den Stress. Was aber gar nicht stimmt.

Weiter vorne haben Sie bereits die entspannende Wirkung von Alkohol kennengelernt. Jetzt verstehen Sie auch, warum so viele Raucher trinken und so viele Trinker rauchen. Es ist das scheinbar perfekte Drogenpaar. Nikotin treibt auf die Palme, und Alkohol holt einen wieder runter. Mit ein paar Promille im Blut wird so mancher zum Kettenraucher und kann aufgeputscht noch mehr trinken. Beides befeuert sich gegenseitig. Weil das Dopamin kräftig mitfeiert, halten einen nicht mal die übelsten Kopfschmerzen am Morgen von der nächsten Runde ab. Bei Licht betrachtet echt ein ziemlicher Blödsinn.

Zigaretten gegen den Hunger

Viele Raucher hören nicht auf, weil sie Angst vor den zusätzlichen Pfunden haben, die ein Rauchstopp auf die Rippen hext. Dabei ist Nikotin gar kein Appetitzügler, im Gegenteil. Wenn ein hungriger Raucher eine Kippe anzündet, statt zu essen, besänftigt das zwar tatsächlich kurzfristig den grummelnden Magen. Allerdings nur, weil der Körper unter Nikotin-Höchststress dieses Bedürfnis einfach ausknipst. Wem vor Urzeiten ein Säbelzahntiger nachsetzte, dachte ja auch nicht an die nächste Mahlzeit. Dafür sorgten seine Stressbotenstoffe.

Sinkt der Nikotinspiegel im Blut und der Stress lässt nach, erwachen auch Hunger und Appetit und zwar mit doppelter Wucht. Denn eigentlich stimuliert Nikotin sogar den Drang zu essen. Raucher kappen das nur durch die nächste Zigarette. Nikotin lässt den Insulinspiegel im Blut ansteigen. Insulin ist ein Hormon und schleust den Zucker in die Körperzellen, damit er dort verbrannt werden kann. Ist das Insulin im Blut hoch und tut seinen Job, sinkt der Blutzuckerspiegel. Als Gegenreaktion rührt sich der Hunger: Der Blutzuckerspiegel soll bitte wieder rauf. So weit ist das alles eine normale Balance.

Ein ständig erhöhter Insulinspiegel hingegen macht dauerhungrig. Außerdem werden die Körperzellen auf Dauer unempfindlicher auf das Hormon, die Energiequelle Zucker gelangt nicht mehr so gut in die Zellen. Das ist der Beginn der sogenannten Insulinresistenz, der Vorstufe von Diabetes. Kein Wunder, dass Raucher ein doppelt so hohes Risiko für die Zuckerkrankheit haben.

Wer aufhört zu rauchen, hat es also erst einmal mit einem derangierten Zuckerstoffwechsel zu tun und langt bei Schokolade, Chips und Co kräftig zu. Hinzu kommt, dass Süßes, Fettiges und

Salziges auch Dopamintrigger sind, quasi ein Ersatz für die Kippen. Beides zusammen bringt dann die berüchtigten drei bis fünf Kilo zusätzlich auf die Rippen, die ein Rauchstopp oft nach sich zieht.

Leider braucht ein angeschlagenes Insulinsystem einige Monate, bis es sich wieder einpendelt. Manchmal sogar länger. Und so lange bleibt dann auch der ständige Hunger ein hartnäckiger Begleiter. Das kann schon lästig sein, und so mancher Ex-Raucher hat sich nach dem Blick auf die nach oben schnellende Waage vor Schreck wieder eine angesteckt. Doch das muss nicht sein. Es gibt Möglichkeiten, diese Fressattacken unter Kontrolle zu bekommen. Wir kommen später noch einmal darauf zurück.

Die Behandlung

Zigaretten machen genauso abhängig wie Kokain oder Heroin. Und es ist genauso schwer, von ihnen wieder loszukommen. Nur einer von zehn Rauchern schafft es ohne Hilfe, länger als eine Woche ohne den blauen Dunst durchzuhalten. Die restlichen neun greifen wieder zum Feuerzeug. Irgendwie ist das aber auch logisch, wenn man sich den exquisiten Suchtcocktail im Glimmstängel anschaut. Durchschnittlich sechs Anläufe braucht ein Raucher, bis er für immer aufhören kann.

Die populärste Unterstützung gegen Tabakabhängigkeit ist die sogenannte Nikotinersatztherapie, also Kaugummi, Pflaster oder Sprays, die den Wirkstoff enthalten. Und jetzt wird es spannend. Denn eigentlich sollte der Rauchstopp ja ein Klacks sein, wenn der Körper sein Nikotin bekommt. Das ist aber nicht so. Die Erfolgszahlen der Nikotinersatztherapie schwanken je nach Studie (und wahrscheinlich auch nach Auftraggeber) – aber sie sind bei Weitem nicht grandios. Grob gesprochen packt es rund jeder Fünfte mit dieser Ausstiegshilfe. Da passt was nicht zusammen.

Nikotinpflaster, -kaugummis und dergleichen machen nicht abhängig. So steht es in jedem Beipackzettel, nur deshalb sind sie frei verkäuflich. Wenn Nikotin allein genauso süchtig machen würde wie Zigaretten, lägen Pflaster und Co im Apothekengiftschrank und man bekäme sie allenfalls auf Spezialrezept, ähnlich dem Methadon.

Alles deutet darauf hin, dass in Glimmstängeln noch so einige andere Substanzen stecken, die eigentlich schuld am hohen Suchtpotenzial sind. Das Nikotin ist möglicherweise nur ein Faktor von vielen. Forscher haben beispielsweise festgestellt, dass Raucher weniger von der sogenannten Monoaminoxidase (MAO) im Blut haben. Das Enzym ist dafür zuständig, Dopamin aufzuspalten. Wer weniger MAO im Blut hat, nennt deshalb umso mehr Dopamin sein Eigen. Ein Wohlfühl- und Suchtfaktor, wie Sie jetzt wissen. Das Nikotin selbst hat aber gar keinen Effekt auf die MAO, das weiß die Forschung sicher. Also spielt da noch ein Unbekannter mit.

Noch ist der Schuldige nicht gefunden. Die Forschung danach gleicht der Suche nach der berühmten Nadel im Heuhaufen: Knapp fünftausend weitere Substanzen stecken im Tabakrauch und die meisten nicht einmal von Natur aus. Die Tabakindustrie mixt kräftig dazu. Unter anderem Zucker und Geschmacksstoffe. Wenn die verbrennen, entsteht Acetaldehyd – ein Wirkstoffbeschleuniger für das Nikotin. Einige Forscher meinen, es liegt vor allem an dieser Begleitsubstanz, dass Nikotin binnen Sekunden im Hirn ein Feuerwerk entzündet. Aber es gibt noch unzählige weitere Verdächtige im Tabak, die ebenfalls echte Suchtturbos sein könnten. Nur möchte die Zigarettenlobby gar nicht, dass da so genau hingeschaut wird. »Gehen Sie weiter, hier gibt es nichts zu sehen.«

Auch die anderen Unterstützungsmethoden zur Raucherentwöhnung haben keine umwerfenden Erfolgsquoten. Die Liste der Möglichkeiten ist lang, und die Methoden könnten bunter nicht sein: Akupunktur, Hypnose, psychologische Begleitung und sogar spezielle Medikamente sollen den Raucher von seiner Sucht befreien. Der Gag ist: Die Erfolgsrate ist bei allen in etwa gleich hoch, berauschend ist sie nie. Die Chancen auf einen Rauchstopp steigen, wenn man verschiedene Methoden kombiniert. Trotzdem bleibt es schwierig. Dabei sind die körperlichen Entzugserscheinungen nach sieben bis zehn Tagen weitgehend vorbei. Trotzdem greifen viele auch nach Monaten wieder zum Glimmstängel.

Suchtforscher kennen den Grund: Rauchen hat sehr viel mit Ritualen zu tun, also festen Anlässen und Abläufen, zu denen es »einfach eine sein muss«. Das fängt beim Kaffee an und geht über die Raucherpause bis zur Zigarette nach dem Essen oder Sex. Denken Sie an das Thema Neuroplastizität: Das Raucherhirn ist voller Qualmautobahnen. Die gilt es zu kappen, dann besteht gute Aussicht auf Erfolg. Wie das geht, dazu kommen wir weiter hinten im Buch.

Wichtig für ausstiegswillige Raucher wäre es auch, ihnen sehr genau zu erklären, was sie in den ersten Tagen ohne Qualm erwartet. Dauerhunger und schlechte Laune, das kennt man ja noch irgendwie. Das geht aber unter Umständen sehr viel weiter, und das muss der Betroffene wissen. Vor allem, weil die gute Nachricht lautet: Das dauert alles gar nicht lange, und es geht vorbei.

Zum einen ist da die typische Müdigkeit in den ersten Tagen. Irgendwie logisch. Erstens fällt die ständige Hochputscherei weg und damit auch der hirnchemische Dauerstress. In der Folge geht der Körper erst einmal in den Erholungsmodus. Das darf er auch. Von daher ist es beispielsweise keine gute Idee, zu versuchen, mit literweise Kaffee die Müdigkeit zu verscheuchen. Dass man in der ersten Zeit durchhängt, muss man eben einplanen. Hinzu kommt, dass das Rauchen der Schilddrüse eine Klatsche verpasst und sie dämpft. Die erholt sich wieder, trotzdem macht eine faule Schilddrüse erst mal müde und träge.

Müde, antriebslos und schlapp – bei manchen geht das so weit, dass man schon von einer Rauchentzugsdepression sprechen kann. Auch diese gibt es, und es gibt auch Möglichkeiten, dagegen anzugehen. Allerdings: Hält sich das Stimmungstief auch lange nach dem Rauchstopp hartnäckig, ist ein Besuch beim Spezialisten angesagt. Studien zeigen nämlich, dass überproportional viele Depressive rauchen. Die haben das Problem also von Haus aus und greifen zum Glimmstängel, um dagegen anzurauchen. Wenn das Grundproblem nicht angegangen wird, ist der Rückfall leider oft vorprogrammiert.

Medikamente gegen den Qualm

In der EU sind sogar zwei Medikamente zugelassen, die beim Rauchstopp helfen sollen. Diese darf nur ein Arzt verordnen. Auch während der Therapie muss er kontrollieren, ob das Medikament richtig eingesetzt ist. Dosisänderungen dürfen nur nach Rücksprache mit dem Arzt vorgenommen werden. Die eine Substanz, Bupropion (Markenname: Zyban), ist eigentlich ein ziemlich altes Mittel gegen Depressionen und gehört chemisch gesehen zu den Amphetaminen. Erst später entdeckte man, dass es auch das Verlangen nach Zigaretten kappt. Bupropion sorgt für mehr Dopamin und Noradrenalin im Gehirn – ersetzt also quasi den Dopaminschub der Zigarette.

Ganz anders wirkt Vareniclin (Markenname Champix). Es besetzt die Acetylcholin-Andockstellen im Gehirn und ersetzt damit das Nikotin. Somit sollen weniger Entzugserscheinungen auftreten. Andererseits verspürt der Raucher keinen Extrakick mehr, zündet er sich doch eine an. Die Hoffnung: Das Suchtgedächtnis lernt, es lohnt sich eh nicht. Also kann man es ja gleich lassen. So weit, so gut. Allerdings kämpft der Hersteller Pfizer mit Produktionsproblemen. Das Medikament war ziemlich lange entweder gar nicht oder nur sehr schwer zu bekommen.

Die Erfolgsquoten beider Medikamente sind recht ordentlich, ein Garant sind sie aber auch nicht. Ohne Verhaltensänderungen und eine starke Eigenmotivation geht es nicht. Das bekommt man mit dem richtigen Werkzeug hin. Tipps und Tricks gibt es im hinteren Buchteil.

Egal ob Nikotinersatz oder Tabletten: Die Begleitmusik ist finanziell gesehen fast immer Privatvergnügen. Die Krankenkassen argumentieren schnoddrig, die Zigaretten hätte sich der Betroffene ja schließlich auch selbst gekauft.

Ist Dampfen eine Alternative?

Radio Eriwan sagt dazu ganz klar Jein. Der klare Vorteil der E-Zigarette: Statt der knapp fünftausend größtenteils sehr schädlichen Stoffe im Zigarettenrauch stecken in den Dampfflüssigkeiten um die siebzig, und die meisten sind eher harmlos. Das ist jedenfalls der heutige Stand. Ärzte kritisieren jedoch zu Recht, dass die Dampfzigaretten noch viel zu neu seien, um eventuelle langfristige Gesundheitsschäden erkennen und abschätzen zu können. Ein Dorn im Auge sind ihnen beispielsweise die Geschmacksstoffe. Die sind zwar in der EU zugelassen, aber nur in Lebensmitteln und nicht zum Verbrennen und Einatmen.

Pragmatisch betrachtet, sind E-Zigaretten aber deutlich weniger schädlich und können sogar beim Aufhören helfen. Eine englische Studie besagt, elektronische Zigaretten hätten sogar eine bessere Erfolgsquote als ein Nikotinpflaster. Allerdings hören die meisten Dampfer nicht ganz auf, sondern bleiben dann eben langfristig bei der E-Zigarette.

Kaffee: Macht munter, aber nicht süchtig

Die gute Nachricht vorweg: Streng genommen hat Kaffee in diesem Buch nicht mal was zu suchen. Forscher sind heute der Meinung, dass Kaffee nicht wirklich süchtig macht. Zu gering ist seine Wirkung auf das Dopaminsystem. Wer also ohne seinen Morgenkaffee nicht in die Gänge kommt, muss nicht gleich zur Suchtberatung.

Allerdings spielt Kaffee im Alltag vieler Menschen eine große Rolle, die echte Suchtmittel konsumieren. Sie versuchen damit, ihren gebeutelten Körper wieder flottzumachen. Auch wenn er nicht süchtig macht, werkelt Kaffee durchaus kräftig in unserem Nervenbotenstoffsystem herum. So kann er den Ausstieg aus echten Suchtmitteln torpedieren. Oft fragen sich ausstiegswillige Raucher oder Trinker, ob es nicht besser wäre, auch den Kaffee gleich mit wegzulassen. Je genauer Sie verstehen, was Koffein im Hirn bewirkt, umso besser können Sie diese Entscheidung für sich selber treffen. Deshalb schauen wir uns das schwarze Gebräu einmal genauer an.

Koffein macht vor allem erst mal eines: wach. Ohne den Morgenkaffee geht bei vielen gar nichts. Das funktioniert, weil Koffein im Gehirn das sogenannte Adenosin blockiert. Adenosin ist ein Produkt aus dem Energiestoffwechsel. Haben wir uns körperlich oder geistig kräftig ins Zeug gelegt und Energie verbraucht, reichert sich das Adenosin im Gehirn an und signalisiert dem Körper: »Pause, bitte«. Gönnt man sich die, sinkt der Adenosingehalt wieder. Im Prinzip ist Adenosin so eine Art natürliche Ermüdungssubstanz. Koffein blockiert die Andockstellen des Adenosins im Gehirn. Gleichzeitig hemmt Koffein die Andockstellen des Entspannungsbotenstoffes GABA. So schaltet Koffein unsere chemischen Pausensignale auf stumm.

Die Adenosinblockade im Hirn verengt dort auch die Blutgefäße, die Durchblutungsgeschwindigkeit steigt. Deshalb hilft Kaffee auch gegen Kopfschmerzen.

Auf der anderen Seite sorgt Koffein für mehr Adrenalin, Noradrenalin und Dopamin im Körper. Das sind unsere »Hallo Wach«-Botenstoffe. In einer Tasse Kaffee stecken rund hundert Milligramm Koffein, die schon nach fünfzehn Minuten ihre Wirkung im zentralen Nervensystem entfalten. Sie beschleunigen die Atmung, schrauben den Stoffwechsel nach oben und sorgen für einen kräftigeren Herzschlag.

Das alles ist nicht wirklich bedenklich. Schwierig wird es dann, wenn jemand diese Muntermacherwirkung deshalb dringend braucht, weil er abends beispielsweise drogengetrieben hart gefeiert oder wieder mal zu tief ins Glas geschaut hat. Bei solchen Menschen geht die Tendenz nicht zur Tasse, sondern zur Kanne Kaffee. Damit jagen sie sich biochemisch gesehen auf die Palme und müssen sich abends dort wieder runterholen. Der Drang zum entspannenden Drink oder Joint verselbstständigt sich, auch wenn man es vielleicht nicht einmal mehr will. Deshalb ist Kaffee selbst zwar kein Suchtmittel, kann trotzdem aber Suchttreiber sein.

Wer viel Kaffee trinkt und vor allem spät am Tag, torpediert auch seinen gesunden Schlaf. Koffein wirkt etwa sechs Stunden im Körper. Wer nachts noch zu viel davon im Blut hat, schläft entweder erst gar nicht ein oder schläft zumindest nicht gut. Denn Koffein stört die Tiefschlafphasen. Ohne sie fühlt man sich morgens nicht wirklich ausgeruht – und das Koffeinrad dreht sich von vorne. Rauchen beschleunigt übrigens den Koffeinabbau, Alkohol verzögert ihn.

Wie gesagt: Niemand möchte Ihnen den Kaffee wegnehmen, warum auch. Trinken Sie aber zu viel davon (mehr als drei Tassen täglich) oder hadern Sie mit echten Suchtmitteln, sollten Sie den Konsum überdenken und auf ein gesünderes Maß reduzieren. Kaffee komplett wegzulassen, wenn man gleichzeitig etwa aufhört zu rauchen oder zu trinken, empfiehlt sich hingegen nicht. Denn auch wenn Kaffee nicht abhängig macht, bekommt man den abrupten Stopp zu spüren. Kopfschmerzen und Müdigkeit stellen sich ein, manche Menschen sind dann fürchterlich gereizt und launisch. Das muss alles nicht sein, denn das ruft sofort das Suchtgedächtnis auf den Plan, das dann nach Alkohol, Nikotin, Cannabis oder anderen echten Drogen ruft.

Wer seinen Kaffeekonsum reduzieren möchte, sollte ihn allerdings nicht durch schwarzen oder grünen Tee ersetzen. Beide enthalten Teein, das chemisch mit dem Koffein identisch ist. Genauer gesagt: Es sind zwei Namen für dieselbe Substanz.

Cannabis: Von Gras und Glaubenskriegen

Das Thema Cannabis ist ein Schlachtfeld. Fans und Kritiker stehen sich unversöhnlich gegenüber. Es ist schwer, den Überblick zu behalten. Cannabis mache nicht abhängig, sei nicht schädlich und immerhin eine Heilpflanze, führen Befürworter ins Feld. Gemessen an anderen Drogen schade es viel weniger bis gar nicht. Cannabis mache sehr wohl süchtig, sagen die Gegner. Außerdem sei es Einstiegsdroge in Härteres, verändere das Gehirn von Jugendlichen nachweislich und könne sogar Psychosen hervorrufen.

Solche Fehden reichen bis in die Fachwelt. Deshalb ist es auch so schwer, sich ein neutrales Bild zu verschaffen. Wie immer gilt: Am besten, man versteht genau, wie Cannabis auf unsere Hirnchemie wirkt und wie es diese langfristig verändern kann.

In der Cannabispflanze steckt gleich ein ganzes Potpourri von Wirksubstanzen, die unter dem Begriff Cannabinoide zusammengefasst werden. Für die berauschende Wirkung ist das Tetrahydrocannabiol (THC) verantwortlich. In den Achtzigerjahren entdeckten Forscher die Andockstelle, an die THC passt, und tauften sie Cannabinoid-Rezeptor. Das ist eigentlich ziemlich widersinnig, denn Mutter Natur hat bestimmt keinen Kiffer-Rezeptor vorgesehen.

Erst 1992 entdeckten Forscher das sogenannte Anandamid, für das die Andockstelle eigentlich reserviert ist. Das Wort »Ananda« stammt aus dem Sanskrit und bedeutet Glückseligkeit oder Freude. Sie merken, wohin der Hase läuft. Da die Cannabinoid-Rezeptoren aber nun schon mal getauft waren, stülpte man dem

Anandamid und seinen Andockstellen diesen Namen gleich mit über. Da es im Körper selbst gebildet wird, heißt es heute noch endogenes (also selbst gebildetes) Cannabinoid.

So wahnsinnig viel weiß man heute noch gar nicht über Anandamid, die Forschung ist noch am Anfang. Sicher ist aber, dass es bei der Schmerz- und Stressbewältigung eine Rolle spielt, entspannt, beruhigt und Glücksgefühle auslösen kann.

Steht der Körper unter Stress, steigt der Anandamid-Spiegel im Blut und drosselt die Aufregerbotenstoffe im Gehirn. Deshalb beruhigt Anandamid, löst Angst und entkrampft. Auch ist mittlerweile klar, dass Anandamid das Dopaminsystem beeinflussen kann. Die Wege sind noch nicht alle bekannt, aber sicher ist, dass Anandamid die Dopaminkonzentration im Gehirn erhöht.

Einen ähnlichen Neurotransmitter-Steckbrief hatten wir weiter vorne schon mal: Anandamid hat offenbar ein ähnliches Profil wie die Endorphine – mit dem Bonus, darüber hinaus auch noch zu entspannen. Sie haben bereits erfahren, was für eine große Rolle Endorphine bei der Suchtentstehung etwa vom Alkohol spielen.

Der Körper reagiert auf eine THC-Dauerdusche nicht anders als bei anderen Suchtmitteln auch: Er schließt die Andockstellen dafür, in diesem Fall also die Cannabinoid-Rezeptoren. Wie immer muss der Abhängige deshalb die Dosis steigern, um einen Effekt zu spüren, und wie immer gibt es ein Problem, wenn das Suchtmittel wegfällt. Trotzdem scheint das Suchtpotenzial von Cannabis verglichen mit Nikotin oder Kokain relativ niedrig zu sein. Dass es aber gar nicht abhängig macht, ist schlicht gelogen.

Das heute gehandelte Cannabis enthält viel mehr THC als noch vor einigen Jahren. Suchtforschern bereitet das ziemliche Sorgen. Man weiß, dass synthetisch hergestelltes und damit sehr reines THC super schnell abhängig macht. Vielleicht ist Cannabis nur dann harmlos, wenn der THC-Gehalt nicht so hoch ist. Was passiert, wenn dieser von Dealern künstlich hochgeschraubt wird, ist noch völlig offen.

Es ist schwer, gegen Cannabis zu argumentieren. Auf den ersten Blick erscheint der Konsum vergleichsweise harmlos. Kiffen ist gesellschaftlich weniger verpönt als exzessives Trinken. In vielen Ländern ist Cannabis sogar legal. Trotzdem gibt es gute Gründe, damit aufzuhören. Wer seine Hirnchemie manipuliert, tut sich einfach nichts Gutes, auch wenn sich das anders anfühlen mag. Vor allem dann, wenn THC Unruhe oder Schlafstörungen beseitigen soll, die durch aufputschende Drogen entstehen. Langfristig verändert THC das Gehirn, Gedächtnisleistung und Konzentration schwinden. Hinzu kommt: Wer sich langfristig die Welt rosa kifft, fällt irgendwann aus ihr heraus. Gleichgültigkeit in Schule und Job durch Cannabis hat wahrscheinlich schon mehr Menschenleben beschädigt als die direkten medizinischen Folgen.

Quit the Shit

Cannabis reichert sich im Körperfettgewebe an. Von dort wird es langsam freigegeben, was sich beim Entzug durchaus als Vorteil erweisen kann. Selbst wer auf einen Schlag aufhört, hat noch tagelang eine nachsickernde Reserve. Der Entzug selbst dauert ein bis maximal zwei Wochen und ist körperlich ungefährlich. Angenehm ist er trotzdem nicht. Stellen Sie sich auf Schlafstörungen, Unruhe, Angst, Depressionen, Muskelzittern oder Magen-Darm-Beschwerden ein.

Der größte Stolperstein beim Cannabisausstieg lauert oft im Freundeskreis. Meistens muss man sich von diesem trennen oder den Kontakt zumindest drastisch einschränken. Freunde, die regelmäßig konsumieren, sind ein Rückfallgarant. Viele von ihnen sind vielleicht nicht mal welche. Bei Licht betrachtet, trifft man sich ohnehin nur, um gemeinsam zu konsumieren. So oder so ist es ein harter, aber nötiger Schnitt, den viele scheuen und deshalb den Ausstieg nicht schaffen.

Supermann auf Zeit: Aufputschmittel

Euphorie auf Knopfdruck, die Glücksexplosion im Kopf und Power ohne Ende. Diese emotionalen Höhenflüge versprechen illegale Aufputschmittel wie Kokain, Ecstasy oder Amphetamine. Als Partydrogen verniedlicht, bringen sie ihren Konsumenten vor allem eines: eine kaputte Hirnchemie und einen Haufen Probleme, wenn sie damit aufhören wollen.

Kokain: Immer eine Nase voraus

Kokain treibt den Dopaminspiegel im Gehirn in schwindelerregende Höhen. Es blockiert die Transportsysteme, die den Belohnungsbotenstoff eigentlich wieder in den Nerv zurückholen sollen. So bleibt das Dopamin im Nervenzwischenraum stecken und sorgt an den Andockstellen für ein wahres Feuerwerk. Mit im Spiel sind auch Noradrenalin und Serotonin, allerdings nur zu einem geringen Teil. Im Kokainrausch fühlt man sich blitzwach und strotzt vor Selbstbewusstsein, soziale und sexuelle Hemmungen fallen. Das Feuerwerk setzt nur Sekunden nach dem Konsum ein. Allerdings hält ein Kokainrausch nicht lange an, nach einer Stunde ist meist alles wieder vorbei. Danach geht es steil abwärts, Niedergeschlagenheit, Müdigkeit oder sogar Angstzustände und Schuldgefühle stellen sich ein. Bei schwerem Konsum kann das bis zu Depressionen und Selbstmordgedanken führen.

Allein um das zu vermeiden, legen viele dann nach. Dazu kommt: Das Suchtgedächtnis will das Superman-Gefühl wieder haben. Kein Wunder, dass Kokain sehr schnell süchtig macht. Zwar konsumieren die meisten Kokain nicht dauerhaft, sondern sozusagen in Schüben und dafür heftig – der Effekt auf das Gehirn ist aber derselbe.

Hinzu kommt, dass regelmäßiger Kokainkonsum den vorderen Hirnbereich schrumpfen lässt. Der kontrolliert unter anderem unsere Impulse und unser Risikoverhalten. Schmilzt dieser Bereich durch das Kokain zusammen, hat der Betroffene noch viel weniger Chancen, dem intensiven Suchtdruck zu widerstehen. Der Verstand ist buchstäblich weggekokst. So viel übrigens auch zu dem Märchen, Kokain mache nicht körperlich abhängig und eigne sich deshalb als Freizeitdroge.

Amphetamine: Ein chemischer Blumenstrauß

Amphetamine gibt es in verschiedenen chemischen Varianten, entsprechend wirken sie auch alle leicht unterschiedlich. Was sie gemein haben: Sie möbeln auf, steigern die Leistung und sind illegal. Die Amphetamin-Variante Methylphenidat kommt allerdings in der Medizin zum Einsatz. Es hilft Menschen mit einem Aufmerksamkeits-Defizit-Syndrom (ADHS), diese bekommen sie als Medikament verschrieben.

Schmunzler am Rande: Unter Leistungssportlern finden sich besonders viele Menschen mit der Diagnose ADHS, und man fragt sich, wie das kommt. Insider sagen, so mancher Sportler hat die Krankheit eigentlich gar nicht. Die Diagnose ermöglicht es Athleten aber, legal Amphetamine zu schlucken. Die stehen zwar auf der Dopingliste, für Sportler mit ADHS gibt es aber Ausnahmen.

Amphetamine und ihre engen Verwandten haben zig verschiedene Namen wie zum Beispiel Meth oder Crystal Meth, MDMA oder auch Ecstasy, XTC oder einfach E. Molly ist Ecstasy in Pulverform, Cadillac und Emma kleine Kristalle. Die Drogen sind häufig gestreckt oder mit anderen Suchtsubstanzen gepanscht. Das macht sie potenziell lebensgefährlich. Niemand weiß, wie hoch der Amphetamingehalt einer Droge wirklich ist und was sonst noch darin steckt. Einige wirken sehr schnell, andere erst fast eine Stunde nach der Einnahme, dafür aber länger. Machen wir es kurz: Die Zahl der Amphetamin-basierten Drogen ist riesig, und ständig kommen neue Designerdrogen hinzu.

Amphetamine sind ein Doppelschlag ins Dopaminsystem: Sie quetschen Dopamin aus den Zellen und blockieren gleichzeitig dessen Rückzug in den Nerv. Mehr Dopamin geht nicht. Das macht klar, warum Amphetamine so schnell abhängig machen und wie sehr sie dem System schaden. Sie leeren die Dopaminspeicher und sorgen dafür, dass der Körper durch die Dauerdusche anfängt, die Dopamin-Andockstellen zu schließen. Die, die es noch gibt, stumpfen zunehmend ab. Schneller kann man ein Belohnungssystem nicht in Schutt und Asche legen.

MDMA (Ecstasy) toppt das Ganze noch und macht das Serotoninsystem gleich mit platt. Es kitzelt das Serotonin auf Höchststände. Das sorgt für dieses rosarote Gefühl, im Drogenrausch mit anderen Menschen emotional verbunden zu sein. Psychiater verordneten MDMA in den Achtzigerjahren zur Steigerung der Kontaktfreudigkeit. Die Love Parade, die größte Party der Welt und Ecstasy-Hotspot, hieß ja nicht umsonst so.

Im Jahr 2000 hatte die Love Parade ein prominentes Opfer: Gotthilf Fischer. Dem hatte wohl jemand MDMA untergemogelt. Der Altmeister schmetterte vor den Ravern noch sein »Hoch auf dem gelben Wagen«, später im Hotelzimmer sah er dann bunte Papageien, erzählte er dem *Spiegel*. Im Bad erschienen ihm die singenden Fischer-Chöre. Der Arme rief einen Arzt, dieser diagnostizierte: Drogenrausch. Fischers unfreiwilliges Ecstasy-Erlebnis brachte immerhin mit sich, dass viele Menschen von den teilweise schrecklichen Nebenwirkungen der angeblich so harmlosen Partypillen erfuhren.

MDMA UND ANTIDEPRESSIVA: EINE LEBENSGEFÄHRLICHE KOMBINATION

Ecstasy presst Serotonin aus den Zellen und verhindert dessen Wiederaufnahme in den Nerv. Das tun auch Antidepressiva (SSRI). Wer diese nimmt und gleichzeitig Ecstasy schluckt, bringt sich unter Umständen in Lebensgefahr. Die Kombination kann zu einem sogenannten Serotoninsyndrom führen – ein Zustand, der im Extremfall medizinisch nicht mehr beherrschbar ist. Der Körper überhitzt, Temperaturen von bis zu einundvierzig Grad zerstören die Gewebe, das Gehirn kocht zu Tode.

Amphetamine zerschmettern das Dopamin- und Serotoninsystem. Einem Amphetamin-High folgt deshalb ein tiefes Stimmungsloch. Aber wie das so ist mit Abhängigen: Sie finden immer Verniedlichungen für die Folgen ihres Konsums. Das Ganze nennt sich dann »Comedown« oder »MDMA-Kater«. Ein Ecstasy-befeuertes Partywochenende mündet im »Blue Tuesday«, also einem ausgeprägten Depri-Loch am Wochenanfang. Übrigens ist es wirklich der Dienstag, der den meisten schwer zu schaffen macht. So lange hält Ecstasy den Serotoninspiegel künstlich hoch.

Amphetamine zerstören das Dopaminsystem auch langfristig, haben Forscher herausgefunden. Sie lassen Dopamin produzierende Zellen im Gehirn absterben. Dafür muss man nicht einmal exzessiven Missbrauch betrieben haben. Ecstasy vernichtet außerdem Zellen, die Serotonin produzieren.

Die Behandlung

Es gibt keinen Standardweg aus Koks und Amphetaminen. Alles hängt von der Konsummenge, -dauer und -häufigkeit ab. Auch ob jemand gleichzeitig andere Suchtmittel zu sich nimmt oder gar von ihnen abhängig ist, spielt eine entscheidende Rolle. Kommt viel zusammen, ist der Entzug in der Klinik sicherlich die weisere Entscheidung. Abhängige von Crystal Meth gehören auf jeden Fall dorthin. Wer unsicher ist, sollte sich unbedingt professionell beraten lassen. Anlaufstellen sind der Arzt oder eine Suchtberatungsstelle.

Der Entzug von Kokain oder Amphetaminen birgt ein eher geringes Risiko, was körperliche Entzugserscheinungen angeht. Aber die sogenannten psychischen haben es mehr als in sich. Das ist auch klar, bei einem zerschossenen Dopaminsystem und – im Falle von MDMA – einem ebenso zerstörten Serotoninsystem.

Amphetamine und Koks schießen das Dopamin in derartige Höhen, wie sie unter normalen Umständen niemals zu erreichen wären. Das findet unser Belohnungssystem durchaus schick und meldet sich vehement, wenn es auf einmal mit dem »neuen Normal« zufrieden sein soll. Der Suchtdruck ist enorm und die Stimmung im Keller. Wobei das noch verniedlicht.

Im Entzug stellen sich teilweise massive Schlafstörungen, Ängste und Depressionen bis hin zu Psychosen ein. Manche bilden sich ein, in ihrer Haut lebten Insekten oder Parasiten, Ärzte sprechen dann von einem Dermatozoenwahn. Solche üblen Begleiterscheinungen lassen sich mit Medikamenten in den Griff bekommen. Schön ist aber was anderes.

Uneinig sind sich Ärzte auch, ob die Abhängigen sofort komplett aufhören oder lieber langsam den Konsum reduzieren sollten. Klingt zunächst gut. Aber so lange Dopaminsystem und Suchtgedächtnis immer wieder eine Dusche bekommen, können sie sich auch nicht wirklich umstellen. Rund drei Monate braucht das Dopaminsystem, um sich wieder halbwegs zu regenerieren. Da muss der Betroffene durch, ohne dem ständigen Suchtdruck nachzugeben. Es liegt auf der Hand, dass Unterstützung von außen dabei hilfreich ist. Eine begleitende Therapie oder der Halt einer Selbsthilfegruppe sind mit Sicherheit eine gute Idee. Darauf kommen wir später noch einmal zurück.

ADHS UND AUFPUTSCHMITTEL: DROGEN ALS MEDIKAMENT

Jeder Dritte, der regelmäßig Aufputschmittel konsumiert, hat ein Aufmerksamkeits-Defizit-Syndrom (ADHS), schätzen einige Wissenschaftler. Scheinbar paradox: Der Konsum putscht diese Menschen nicht auf, sondern macht sie im Gegenteil ruhiger. Das liegt daran, dass ADHS eine Störung im Dopaminstoffwechsel ist. Die Betroffenen benutzen die Drogen als Medikament. Eine Linie Koks oder Amphetamine bringt ihnen Klarheit im Kopf und keine emotionalen Höhenflüge.

Aufputschmittel wirken wie gesagt vor allem auf das Dopaminsystem. Deshalb gibt es auch keine wirksamen Medikamente, die den Ausstieg nachweislich erleichtern. Fast amüsant klingt da ein Ansatz, der scheinbar tatsächlich Wirkung zeigt – trotzdem aber bislang kaum Staub aufgewirbelt hat: die Kokain-Impfung. Das Prinzip ist eigentlich recht simpel. Forscher koppelten ein Kokain-Molekül an einen Eiweißbestandteil des Cholera-Erregers. Den Komplex hält der Körper zu Recht für hochgefährlich und bildet Antikörper und zwar gegen beides. Also den Cholera-Erreger und das Kokain. Beim nächsten Konsum springt das Immunsystem an und fischt das Koks aus dem Blut, der Kick im Kopf bleibt aus. So weit die Theorie. In Studien waren die Ergebnisse gemischt oder zumindest nicht so eindeutig, dass sich das Ganze durchgesetzt hätte.

Sucht auf Rezept: Medikamente

Die Laufbahn von Medikamentenabhängigen beginnt in der Regel beim Arzt. Dieser verschreibt Medikamente gegen starke Schmerzen, zur Beruhigung oder zum Einschlafen. Für eine kurze Zeit sind diese Mittel segensreich, nur machen sie auch relativ schnell abhängig. Bei Benzodiazepinen, also den am häufigsten verschriebenen Beruhigungsmitteln, kann das schon nach zwei Wochen der Fall sein, bei Morphium-ähnlichen Schmerzmitteln geht es mitunter sogar noch schneller.

Trotzdem greifen offenbar so manche Ärzte weiterhin zum Rezeptblock und werden damit zum Dealer in Weiß. Damit das Ganze nicht den Krankenkassen auffällt, stellen sie Privatrezepte aus. Und auch viele Süchtige werden sehr kreativ. Sie wandern mit immer neuen Geschichten von Arzt zu Arzt und wechseln ständig die Apotheken. Manche gehen sogar dazu über, Rezepte zu fälschen. Trotz der aufwendigen Beschaffung sind sich die meisten Betroffenen nicht darüber im Klaren, dass sie abhängig sind, und schwören Stein und Bein, jederzeit aufhören zu können. Können sie aber nicht. Egal ob Beruhigungs- oder Schmerzmittel: Die Entzugserscheinungen sind brutal, bei schwerer Abhängigkeit können sie sogar lebensgefährlich werden.

Beruhigungspillen: Gefährliche Gelassenheit

Jeder Dritte erhält ein Beruhigungsmittel länger verschrieben als eigentlich medizinisch vorgesehen, beklagt die Deutsche Hauptstelle für Suchtfragen. Die Organisation schätzt, dass etwa 1,5 Millionen Menschen von diesen Medikamenten abhängig sind. Zwei Drittel davon sind Frauen über vierzig Jahre.

Der Weg in die Abhängigkeit verläuft wie so oft schleichend.

In der ersten Zeit kommen die Betroffenen mit der immer selben Dosis zurecht. Irgendwann reicht diese nicht mehr. Die Betroffenen entwickeln eine Toleranz, schlucken immer mehr, um einen Effekt zu spüren, und werden irgendwann teilnahmslos. Die Wesensveränderung fällt häufig zuerst Angehörigen oder Freunden auf, nicht einmal dem Betroffenen selbst. Der muss im weiteren Verlauf die Dosis immer höher setzen und verliert zunehmend die Kontrolle über seinen Konsum.

Besonders schnell abhängig von Beruhigungsmitteln werden Menschen, die viel Alkohol trinken. Der Grund: Beruhigungsmittel docken an den Nervenplätzen für den beruhigenden Nervenbotenstoff GABA an. Das tut Alkohol auch. Wer viel und regelmäßig trinkt, entwickelt eine Alkoholtoleranz – und die Toleranz für Beruhigungsmittel gleich mit. Deshalb müssen diese Betroffenen die Dosis viel früher und stärker steigern, um einen Effekt zu erzielen. Das wiederum ist die Schussfahrt in die Abhängigkeit. Es klingt fast ironisch, aber viele Alkoholiker erhalten in der Klinik Benzodiazepine gegen die Entzugssymptome. Ich kenne persönlich mehrere Betroffene, die gingen mit einer Alkoholsucht in die Klinik und kamen mit einer Benzodiazepin-Abhängigkeit wieder heraus.

Beruhigungsmittel wildern im GABA-System des Gehirns. Nimmt man sie zu lange, fängt der Körper an, die Andockstellen dieses Nervenbotenstoffes einfach dicht zu machen. Gleichzeitig produziert der Körper nicht mehr so viel GABA. Was dann passiert, kennen Sie bereits vom Alkohol: Fällt das Beruhigungsmittel weg, läuft das System Amok. Die Symptome sind ebenfalls ähnlich wie im Alkoholentzug: Übelkeit, Kopfschmerzen, Panik, Unruhe und Schlaflosigkeit machen den Ausstieg unglaublich schwer. Keinesfalls darf man Benzodiazepine abrupt absetzen, sonst drohen tödliche Krampfanfälle.

Als Königsweg hinaus gilt das Ausschleichen, also die Dosis sehr langsam zu reduzieren. Was sich so einfach anhört, ist oft kaum machbar. Das ist in etwa so, als würde man einem Alkoholiker raten, jeden Tag etwas weniger zu trinken, um dann irgendwann aufzuhören. Vor allem sind die Beruhigungsmittel ja ursprünglich mal aus einem bestimmten Grund verschrieben worden, etwa wegen Unruhe, Angst und Schlafstörungen. Das kommt dann alles wieder und sollte an der Wurzel gepackt werden, wenn der Ausstieg langfristig halten soll.

Mit ein wenig Detektivarbeit findet man bei diesen Symptomen manchmal durchaus des Pudels Kern. Wir kommen weiter hinten im Buch ausführlicher dazu. Greifen wir aber kurz vor. Ich hatte einmal eine Klientin im Coaching, die trank, um ihre Panik zu unterdrücken und wenigstens halbwegs schlafen zu können. Nicht vergessen: Alkohol und Beruhigungsmittel wirken beide am GABA-Rezeptor. Das Suchtmittel ist, was das betrifft, austauschbar.

Auf meine Anregung hin ließ sie ihre B-Vitamine checken, das Vitamin D und Eisen. Das Ergebnis: Ihr Vitamin-B1-Wert war sehr niedrig, Vitamin B12 und Vitamin D sogar im tiefroten Bereich. Angst, Panik und Schlafstörungen sind typische Symptome, wen diese Vitamine fehlen. Sie verschwanden, nachdem meine Klientin die Nährstofflücken aufgefüllt hatte. Der Ausstieg aus dem Alkohol gestaltete sich im Nachgang einfach. Sie musste ja nicht mehr trinken, um ihre Angst zu betäuben.

Schmerzmittel: Ohne Pein in die Abhängigkeit

Viele schlucken Schmerzmittel wie Smarties. Aspirin, Ibuprofen und Co sind zwar bei Weitem nicht harmlos, machen aber nicht wirklich abhängig. Jedenfalls nicht so wie ihre deutlich potentere Verwandtschaft: Opiate und Opioide.

Opiate sind Substanzen, die aus Schlafmohn gewonnen werden, also Codein und Morphin, auch Morphium genannt. Aus Letzterem wird Heroin hergestellt.

Opioide hingegen sind künstlich hergestellte Wirkstoffe, die wie Opiate wirken. Sie docken im Hirn an den Endorphin-

Rezeptoren an. Endorphine produziert der Körper auch selbst. Sie helfen uns, Schmerzen besser zu ertragen, und möbeln unsere Laune kräftig auf. Überschwemmt man die Rezeptoren mit Opioiden, verschwinden Schmerzen komplett. Der Nebeneffekt: Die Patienten merken, wie die Laune steigt, und fühlen sich damit sehr wohl. Dieses Hoch wird dann zur Suchtfalle.

Einige künstlich hergestellte Opioide sind sogar noch viel potenter als die Wirkstoffe aus dem Schlafmohn. Fentanyl beispielsweise ist eines der stärksten Schmerzmittel überhaupt. Es ist fünfzigmal stärker als Heroin und hundertmal stärker als Morphium. In den USA ist Fentanylsucht ein Riesenproblem, alle sieben Minuten stirbt dort ein Mensch an einer Überdosis. Zwei Milligramm Fentanyl reichen dafür schon aus. Die Substanz ist rein synthetisch, die Herstellung nicht besonders kompliziert. Illegale Drogenlabore, vor allem in Mexiko, haben es einfach, und der Schmuggel ist unaufwendig. Weil man nur so extrem wenig davon braucht, bleiben die Minimengen in der Regel unentdeckt. Vertrieben werden die Fentanyl-Tabletten sogar über TikTok, Facebook oder Instagram.

Das Fentanyl-Drama hatte in den USA einen Wegbereiter: das Opiat Oxycontin. Mitte der Neunzigerjahre brachte ein Unternehmen das Präparat quasi als ganz normales Schmerzmittel auf den Markt und betonte, es würde keinesfalls abhängig machen. Das stimmte nicht, aber der Appetit vieler Menschen auf Opioide war geweckt. Viele stiegen zunächst auf Heroin um, dann begann der illegale Handel mit Fentanyl.

Wer meint, das könnte bei uns ja nicht passieren, der irrt. Kritiker sagen, wir sind den Staaten nur ein wenig hinterher. Denn auch bei uns ist mit dem Wirkstoff Tramal ein schwach wirksames Opioid auf dem Markt. Tramal wird bereits bei mittelstarken Schmerzen verschrieben und fällt nicht unter das Betäubungsmittelgesetz. Das bedeutet: Es kann auf einem ganz normalen Rezept verordnet werden.

Auch von Tramal hieß es ursprünglich: »Das macht nicht abhängig.« Heute braucht man genau zwei Klicks, um in Betroffenenforen zu landen und zu lesen, wie schnell manche von dem Schmerzmittel nicht mehr loskamen. Ist es einmal so weit, heißt es: langsam runterdosieren und ausschleichen. Aber wie bei den Beruhigungsmitteln ist das auch bei Schmerzmitteln einfacher gesagt als getan.

Der Entzug von Beruhigungs- und Schmerzmitteln ist schwierig und teilweise fast brutal. Von den Grauen eines Heroin-Entzugs hat man eine grobe Vorstellung, und Heroin gehört ja nun auch zu den Opiaten. Ärzte versuchen zwar, den Betroffenen mit anderen Medikamenten über das Schlimmste hinwegzuhelfen, trotzdem kann es bei einer schweren Abhängigkeit bis zu einem Jahr dauern, bis das Thema endlich erledigt ist.

Turboentzug mit Nährstoffen? Ein Blick in die Archive lässt staunen

Schon vor einem halben Jahrhundert waren Ärzte genau so hilflos, wenn es beispielsweise um den Entzug von Heroin ging. In den Sechziger- und Siebzigerjahren gab es eine starke Bewegung unter spezialisierten Medizinern, die Nährstoffe zur Behandlung von Krankheiten testeten und einsetzten. Es war die Zeit des zweifachen Nobelpreisträgers Linus Pauling und seiner Mitstreiter. Pauling war eigentlich Chemiker, gilt aber dennoch als Vater der orthomolekularen Medizin, die Nährstoffe in teilweise schwindelerregenden Dosierungen einsetzt. Es war auch die Zeit, in der Dr. Abram Hoffer den Gründer der Anonymen Alkoholiker (AA) mit Vitamin B3 von seinen Depressionen befreite. Wir kommen später noch einmal auf diese außergewöhnliche Geschichte zurück.

Zwei von Paulings Mitstreitern waren die Ärzte Alfred Libby und Irwin Stone. Sie behandelten Heroinabhängige mit Mega-Mengen Vitamin C, weiteren Vitaminen und einem Eiweiß-Mix. Ihre Erfolgsberichte lassen ungläubig den Kopf schütteln. Nach ihren Angaben holten sie dreißig Heroinabhängige innerhalb nur weniger Tage aus der Sucht und das ohne weitere Medikamente oder Nebenwirkungen. Ihre Ministudie finden Sie in der Literaturliste, wenn Sie da tiefer einsteigen möchten. Libby und Stone waren bei Weitem nicht die Einzigen. Andere Ärzte variierten das Nährstoffprotokoll, bei allen spielte aber Vitamin C eine zentrale Rolle. Aus der Luft gegriffen ist das nicht.

Damals wusste man noch nicht viel über Neurotransmitter und ihre Rezeptoren. Eine wissenschaftliche Arbeit aus dem Jahr 2020 hat das Ganze noch einmal unter dem neuesten Stand der Forschung beleuchtet und kommt zu aufregenden Ergebnissen. Das Ganze scheint zu stimmen. Große Mengen Vitamin C wirken auf die Endorphin-Rezeptoren. Deshalb sollen sie auch bei Schmerzen helfen, schreibt die Autorin Dr. Erica Zelfand. Die Ärztin hat für ihren Artikel viele wissenschaftliche Untersuchungen ausgewertet.

Leider verlor sich dieser vielversprechende Ansatz wieder, und man fragt sich, warum. Vielleicht liegt die Antwort hier: Zelfand schreibt über ihre Kollegin Dr. Janis Keller-Phelps, die hochdosiertes Vitamin C in einer Suchtklinik in Washington an ihren Patienten einsetzte: »Keller-Phelps lud ein Faktenfinder-Team des National Institute on Drug Abuse (NIDA) ein, mit ihren Patienten zu sprechen und das Behandlungsprotokoll in Aktion zu sehen. [Anmerkung: NIDA ist die oberste amerikanische Behörde zum Thema Sucht] Obwohl die NIDA-Vertreter feststellten, dass die Effizienz des Protokolls unwiderlegbar war, unterstützten sie aus nicht erkennbaren Gründen diese Behandlung nicht weiter. Schauss [Anmerkung: Ein weiterer Arzt, der Abhängige mit Nährstoffen behandelte] spekuliert, dass dies auf einen Interessenkonflikt zurückzuführen sein könnte. Er sagt, dass die Schwester eines der NIDA-Vertreter damals Inhaberin und Betreiberin einer großen Suchtklinik in New Orleans war.« Wenn das stimmt, wäre es zumindest nicht das erste Mal, dass finanzielle Interessen neue Wege in der Medizin blockieren. Auch dazu später noch mehr.

In Zelfands Artikel finden sich sogar die detaillierten Nährstoffprotokolle, mit denen die Ärzte damals arbeiteten. Und sie schreibt, dass diese auch beim Ausstieg aus anderen Süchten eingesetzt wurden. Sollten Sie jetzt ins Grübeln kommen, seien Sie gewarnt: Sie werden heute keinen Arzt finden, der das so mit Ihnen durchzieht. Keiner kennt das heute mehr.

Sucht ohne Stoff: Zocken, Internet, Sex und Kaufrausch

Man muss nichts schlucken oder rauchen, um dem Hirn den künstlichen Glückskick zu verschaffen. Glücksspiel-, Sex- oder Kaufsüchtige wissen das nur zu gut. Blinkende Automaten, sexy Kurven oder angebliche Schnäppchen reichen, um das Dopamin durch die Synapsen rauschen zu lassen. Das kann man sogar in speziellen Hirnaufnahmen sehen. Forscher haben das in Versuchen gezeigt. Man schob einen Spielsüchtigen ins MRT, und er durfte auf einem Tablet zocken. Das entzündete ein derartiges Dopamin-Feuerwerk in seinem Kopf, das einer Nase Koks oder einem kräftigen Rausch kaum nachstand.

Die BBC hat diese eindrucksvollen Bilder mit der Kamera festgehalten. In diesem dreiminütigen Video können Sie sich das Suchtdrama im Hirn eines Spielsüchtigen anschauen. Tun Sie einfach so, als wollten Sie mit dem Smartphone das schwarzweiße Quadrat in der Ecke rechts unten fotografieren, dann öffnet sich auf dem Handy ein Link zum Video. Das ist zwar auf Englisch, aber nicht allzu schwer verständlich, hat Untertitel, und die Bilder sprechen ohnehin für sich. Auch wenn Spielsucht nicht Ihr Thema ist, schauen Sie unbedingt mal rein. Denn Sucht und ihre

Mechanismen im Hirn sind ja nun mal bei allen Abhängigkeiten sehr ähnlich.

Stoffungebundene Süchte ähneln der Abhängigkeit von Drogen stark, oft sind sie sogar identisch. Die Auswirkungen sind jedenfalls dieselben: Der Betroffene hat die Kontrolle über sein Verhalten verloren, leidet unter der Sucht und kann dennoch nicht aufhören. Auch die Anzahl der Betroffenen und deren Verteilung in der Bevölkerung ist ähnlich. Die neurobiologischen und genetischen Wurzeln sind quasi identisch, wie auch Erfolg (und Misserfolg) bei Vorbeugung und Behandlung. Trotzdem tut sich die offizielle Medizin damit immer noch sehr schwer.

Viele stoffungebundene Abhängigkeiten rangieren in den offiziellen Diagnosekatalogen unter Verhaltensstörungen. Das ist keine rein akademische Diskussion. Sie versperrt erfolgreichen Therapien den Weg und macht den Betroffenen den Alltag zusätzlich schwer. Spiel- oder Sexsucht ist dazu moralisch überfrachtet. Würde sich endlich durchsetzen, dass es echte Süchte sind, wäre die Diskussion vom Tisch und viele Betroffene würden sich schneller Hilfe suchen. Hinzu kommt: In vielen Ländern zahlen Krankenversicherungen nur dann die Suchtbehandlung, wenn die Abhängigkeit in den offiziellen medizinischen Katalogen auch als solche gelistet ist. Eine Suchtbehandlung sieht außerdem oft anders aus als die Therapie einer reinen Verhaltensstörung.

Einen großen Unterschied zwischen beispielsweise Spielsucht und Alkoholabhängigkeit gib es: Stoffungebundene Süchte riecht und sieht man nicht. Die Fahne eines Alkoholikers fällt auf, hängen die Lider nach einem Joint auf halbmast, lässt sich das auf Dauer ebenfalls nicht übersehen. Stoffungebundene Süchte sind still, häufig anonym und damit quasi unsichtbar. Bis es zu spät ist.

Spiel-, Sex- oder Kaufsucht gibt es nicht erst seit gestern. Allerdings hat das Internet all dem einen Turbo verpasst, während der Lockdowns sind diese Süchte weltweit geradezu explodiert. Wie sich das in ein paar Jahren auswirken wird, davor haben Suchtforscher schon heute Angst.

Sexsucht: Der stille Tsunami

Abhängig von Sex. Sie mögen es nicht glauben, aber vielleicht ist das die schlimmste Sucht überhaupt – wenn es eine solche Hitliste überhaupt gibt. Und: Suchtforscher befürchten, dass hier ein Tsunami auf uns zurollt. Mehr als ein Drittel des weltweiten Internetdatenverkehrs geht auf Pornografie zurück. Man kann sich ausmalen, was da draußen los ist.

Bei den meisten anderen Süchten hat quasi jeder eine ungefähre Vorstellung davon, wie sie entsteht und wie sie sich zeigt. Nicht so bei der Sexsucht. Wenn Sie diese Abhängigkeit bei sich oder einem nahestehenden Menschen vermuten, wird Ihnen das so manches erklären und Ihnen zeigen: Sie sind nicht allein, und es gibt Hilfe. Auch Nichtbetroffene erfahren viel Neues. Das wird Ihnen helfen, auch diese Sucht als das zu begreifen, was sie ist: Eine Krankheit und kein »perverser Charakter«.

Sexsüchtige sind wirklich übel dran. Ihre Sucht ist moralisch geächtet, ja geradezu verachtet, und die Betroffenen schwimmen in einem Meer aus Vorurteilen. Der Pornosüchtige ist der schräge Nerd, der nächtelang masturbierend Schmuddelfilme schaut. Promiske Männer gelten vielleicht noch als besonders potent, betroffene Frauen hingegen sind automatisch Schlampen. Ist der Betroffene jedoch in einer festen Partnerschaft oder geht gar ins Bordell, ist auch über ihn der Stab gebrochen. Dabei leiden Sexsüchtige teilweise fürchterlich und können genauso wenig aufhören wie Raucher, Trinker oder Junkies.

Sexsucht ist bislang kaum erforscht. Wissenschaftler streiten sich noch immer darüber, ob sie wirklich eine eigenständige Krankheit ist, oder doch eher in die schwammige Gruppe der psychischen Störungen gehört, und diskutieren, ob das Ganze nun »Hypersexualität« heißen sollte oder »Zwangsstörung«.

Einige meinen sogar, es gäbe gar keine Sucht nach Sex, dabei ist die neurobiologische Forschung dazu eigentlich sehr eindeutig.

Das Elend geht noch weiter. Die Sucht bedient nicht nur das Urzeitgehirn mittels der bekannten Dopamindusche – sie stammt sogar genau von dort: Aus dem Fortpflanzungstrieb. Das ist so ziemlich der Sucht-Super-GAU, wenn es um den Ausstieg geht. Das Ganze wird getoppt davon, dass Pornosüchtige quasi keine Chance haben, die ständige Versuchung zu meiden. Handy und Computer gehören zu unserem Alltag, das Suchtmittel ist nur einen Klick entfernt. Lebenslange Abstinenz wie bei anderen Drogen ist unmöglich, zu einem gesunden Leben gehört Sex nun einmal dazu. Die Betroffenen müssen lernen, zu einer normalen Sexualität zurückzukehren. Das ist in etwa so, als müsse ein Ex-Trinker trainieren, wieder normale Alkoholmengen zu sich zu nehmen. Aber der Reihe nach.

Sex ist Dopamin pur: Sexuelle Erregung duscht unser Gehirn mit diesem Botenstoff, beim Orgasmus schüttet der Körper eine Riesenmenge Endorphine aus. Das sind die ultimativen Glücksgefühlbringer. Die Endorphine ziehen einen zusätzlichen Dopaminschub nach sich. Das Belohnungssystem ist gleich doppelt zufrieden, denn Sex ist ja gleichzeitig auch die Erfüllung eines ur-genetischen Auftrages: der Fortpflanzung. Und weil die so wichtig ist, blendet unser Hirn für die Zeit der sexuellen Aktivität alles andere aus. Sorgen und Ängste verblassen, ein Orgasmus verschafft Entspannung, auch vom Alltagsstress. So weit, so schön und richtig.

Sie haben bislang genug gelesen, um zu wissen: Für manche Menschen kann diese Kombination aus Vergessen, Entspannung und Dopaminkick zur hirnchemischen Falle werden – und Pornografie ist in Zeiten des Internets leicht und anonym zugänglich.

Forscher sagen, dass heutzutage quasi jede Sexsucht mit Internetpornografie beginnt. Damit ist nicht gemeint, dass jeder Pornogucker ein Suchtproblem hat. Es ist wie immer mit der Abhängigkeit: Manche können Pornografie spaßeshalber nutzen und bekommen kein Problem, andere aber bleiben daran nicht nur kleben, sondern verstricken sich immer tiefer darin.

Je früher man mit Internetpornografie in Kontakt kommt, umso höher ist das Risiko, süchtig zu werden. Bedenkt man, dass heute bereits Zehnjährige auf einschlägigen Seiten surfen, kann einem angst und bange werden. Wenn dieser Konsum auch noch mit einer verklemmten Sexualerziehung des Heranwachsenden zusammentrifft, entsteht eine riskante Gemengelage.

Der Sexsuchtforscher Dr. Patrick Carnes nennt einen weiteren Grund für die Suchtentstehung. An seinen Patienten hat er beobachtet, dass sie häufig eines teilen: einen besonders engen moralischen Gürtel, etwa aus religiösen Gründen – wobei die eigentliche Glaubensrichtung keine Rolle spielt. Ironischerweise, so berichtet er, bekleiden diese Menschen häufig später selbst wichtige Positionen, etwa in der Kirche oder der Gemeinde, und sind so unter anderem Anlauf- und Beratungsinstitution für Menschen mit Sexsucht. Es bleibt ein Geheimnis, wie oft eigentlich gleich zwei Sexsüchtige im Beichtstuhl sitzen. Wer jetzt insgeheim hämisch grinst, unterschätzt die Seelenqualen des Betroffenen. Die Schuldgefühle Sexsüchtiger sind mörderisch.

Das Internet hat das Thema Sexsucht ordentlich angekurbelt. Internetpornografie ist nicht nur leicht zugänglich, sie kitzelt das Dopamin auch noch durch ihre Schnelligkeit. Immer mehr, immer Neues, immer schneller – das findet Dopamin unglaublich schick und springt zuverlässig drauf an. Im realen Leben nimmt Sex nun mal eine gewisse Zeit in Anspruch, selbst der Quickie. Das Netz bietet Hunderte, ja Tausende neue Clips, mit einem schnellen Klick ist man im nächsten Akt.

Genau das bieten die einschlägigen Seiten, und sie sind auch ganz bewusst aufgebaut. Am Surfverhalten wird erkannt, was den

Nutzer besonders interessiert, es flackern immer neue Clips zielgerichtet über den Bildschirm. Allerdings legt die Software immer noch eine Schippe drauf. Ein Clip wird immer dabei sein, der noch eine Nummer schärfer und härter ist. Denn nur das hält das Suchthirn wach.

Das Ganze hat sogar einen wissenschaftlichen Namen: Forscher nennen es den Coolidge-Effekt. Der ist so simpel wie bekannt: Bekanntes wird langweilig, auch und gerade beim Thema Sex. Unser Gehirn steht aber auf Neues, immer Aufregenderes. Selbst wenn ein Pornosüchtiger beim Blümchensex einstieg, versinkt er irgendwann in Sadomaso oder Pädophilie – die Software der Pornoseiten sorgt dafür. Spätestens dann sterben die Betroffenen in einer Minute der Klarheit vor Scham. Noch viel schlimmer ist es, wenn der Partner mitbekommt, welchen Hardcore der Betroffene konsumiert. Der tränenreiche Schwur: »Das bin nicht ich, ich weiß auch nicht, warum ich das tue« stößt auf null Verständnis. Wie auch?

Sexsucht ist nicht nur für Betroffene hart. Fliegt sie auf, ist der Partner schwer getroffen. Das Ganze wird noch dadurch verstärkt, dass Sexsüchtige im echten Leben häufig impotent werden. Auf Deutsch: Mit dem Partner läuft nicht viel bis gar nichts mehr. Der Grund ist die ständige Überstimulation. Anders ausgedrückt: Das ist die Toleranzentwicklung, die beispielsweise jeder Alkoholiker kennt. Es muss immer mehr sein, um noch einen Effekt zu spüren.

Die harte Online-Sexwelt hat mit dem echten Leben nichts zu tun, Stimuli in dieser Härte und Frequenz kann es in einer Partnerschaft nicht geben. Jetzt schlägt der Coolidge-Effekt zu: Gemessen an der grellen, schnellen, harten Sexwelt im Web ist der Partner schlicht langweilig. Die normale, partnerschaftliche Stimulation reicht dann häufig für sexuelle Erregung oder einen Orgasmus nicht mehr aus.

Nach dem heutigen Wissensstand sind die meisten Sexsüchtigen von Internetpornografie abhängig – beziehungsweise von verwandten Dingen wie Cyber- oder Telefonsex. Allerdings geht es bei einigen von dort aus noch weiter. Der Sexsuchtexperte Patrick Carnes beschreibt die Entwicklung so: Stadium eins ist der übermäßige Pornokonsum und die Masturbation, häufig verbunden mit Sex mit Prostituierten. Dahinter lauert dann Stadium zwei, und spätestens ab da wird es kriminell. Dann sucht sich der Sexsüchtige Opfer im echten Leben. Exhibitionismus, Voyeurismus oder Belästigung sind die ersten Schritte, die in Phase drei münden können: Vergewaltigung, Inzest und Missbrauch von Kindern. Wie gesagt, das alles kann geschehen, es muss aber nicht zwangsläufig so weit gehen. Carnes schätzt, dass die meisten Sexsüchtigen in Phase eins oder zwei sind und dort auch bleiben.

Fünf oder mehr Orgasmen täglich, meist durch Masturbation, sind für Sexsüchtige keine Seltenheit. Wer jetzt insgeheim bewundernd erschauert, sollte das vielleicht überdenken: Die meisten Sexsüchtigen »wissen meist nicht mal mehr, was Sex wirklich ist«, sagt die englische Psychotherapeutin Paula Hall, die sich auf Sexsucht spezialisiert hat.

Sexsucht ist eher vergleichbar mit dem ständigen Wunsch von Essgestörten, sich den Mund zu füllen. Sie spüren auch keinen Hunger und stopfen sich trotzdem voll. Genauso wenig hat der Sexsüchtige kein eigentliches sexuelles Verlangen. Beide suchen nach etwas völlig anderem: dem Dopaminkick.

Auch wenn Sexsüchtige »nur« in Phase eins stehen bleiben, dreht sich die Suchtspirale schnell nach unten. Die Folgen sind nicht anders als bei stoffgebundenen Süchten auch: Schuldgefühle, Selbstvorwürfe, soziale Isolation. Das Thema Schuldgefühl ist bei dieser Sucht besonders groß, dafür sorgt die moralische Komponente. Viele Betroffene versinken so auf Dauer in Kummer und Depressionen – der nächste Porno verspricht kurzfristige Entlastung.

Oft kommen finanzielle Probleme dazu, denn Pornosucht ist

durchaus teuer. Schwierigkeiten in der Partnerschaft sind nur eine Frage der Zeit, und im Job läuft es auch nicht mehr. Denn alles dreht sich nur noch um die Sucht.

Stellen Sie sich nur mal vor, ein Sexsüchtiger sitzt am Schreibtisch, soll arbeiten und hat dabei seinen Computer ständig vor der Nase. Wie bei allen Süchten hat sich sein Gehirn bereits verändert, die Suchtautobahn ist fertig. Und die fängt beim Computer an. Allein der Anblick eines Rechners löst im Gehirn eines Sexsüchtigen die feste Erwartung nach Erfüllung aus. Wie soll so die dringende Excel-Kalkulation fertig werden?

Die Behandlung

Wie bei jeder Sucht stehen am Anfang zwei wichtige Dinge: sich die Sucht eingestehen und Hilfe suchen. Und wie bei vielen Süchten sind das die schwersten Schritte überhaupt.

Ob Pornokonsum noch in die Abteilung Alltagsspaß gehört oder schon Sucht ist, klärt der »Pathos«-Test, den der Sexsuchtexperte Dr. Patrick Carnes entwickelt hat. »Pathos« setzt sich zusammen aus den Anfangsbuchstaben der folgenden englischen Ausdrücke:

1. Völlig beherrscht (*Preoccupied*): Stellen Sie häufiger fest, dass sexuelle Gedanken Sie dominieren?
2. Scham (*Ashamed*): Verbergen Sie Ihr Sexualverhalten vor anderen?
3. Behandlung (*Treatment*): Haben Sie schon einmal eine Therapie wegen Ihres Sexualverhaltens gemacht?
4. Andere verletzen (*Hurt others*): Hat Ihr Sexualverhalten schon einmal jemanden emotional verletzt?
5. Außer Kontrolle (*Out of control*): Fühlen Sie sich durch Ihr sexuelles Verlangen kontrolliert?
6. Traurig (*Sad*): Fühlen Sie sich nach dem Sex deprimiert?

So hart es klingt: Nur eine Antwort mit Ja zu beantworten, deutet schon sehr stark auf ein sexsüchtiges Verhalten hin. Bei zwei oder mehr ist die Sache eindeutig. Wer jetzt festgestellt hat: »Ja, ich habe ein Problem«, steht erst mal vor einem Grützberg. Dasselbe gilt übrigens auch für die Angehörigen. Deshalb sind die folgenden Tipps auch für sie hilfreich. Das Thema Sexsucht treibt Betroffene wie Angehörige ins Scham-Schneckenhaus, viele fühlen sich unendlich hilflos. Deshalb gehen wir hier noch einmal ausführlicher auf die ersten Schritte ein. Natürlich ähnelt vieles auch den Tipps bei anderen Süchten.

Ohne Hilfe geht es nicht. Allein aus der Sex- und Pornosucht herauszukommen, ist fast unmöglich. Nur: Mit wem reden, wem sich anvertrauen bei diesem völlig moral- und schamüberfrachteten Thema? Wer so weit ist, darüber zu sprechen, hat schon fast gewonnen. Für alle anderen liegt vielleicht ein Lösungsansatz im Netz. Es gibt einige anonyme Onlineforen zum Thema. Wer ein wenig Englisch spricht, kann sich auch international umschauen, das eröffnet noch mehr Möglichkeiten. Allein die Community »Sex Addiction« auf reddit hat über 17 000 Mitglieder.

Erst einmal mitlesen reicht schon, man muss ja nicht gleich schreiben. Wichtig ist, das Gefühl zu bekommen, nicht allein zu sein, aus der Isolation herauszukommen. Es tut schon gut, zu sehen, dass es dort draußen viele Menschen mit identischen Problemen, Verhaltensmustern und Sorgen gibt.

Der nächste Schritt ist, in diesen Foren oder anderswo nach realen Anlaufstellen und kompetenten Therapeuten zu fragen. Es gibt durchaus auch Selbsthilfegruppen, die müssen nicht mal ausschließlich für Sexsüchtige sein. Viele Gruppen sind gemischt, und das macht auch Sinn: Sexsucht ist sehr häufig nicht die einzige Abhängigkeit, die jemand hat. Oft sind auch Alkohol, Cannabis oder andere Drogen im Spiel. Und: Sucht ist Sucht, die Muster sind ähnlich bis identisch und die Wege hinaus (bis auf Nuancen) auch.

Es gibt in der Suchthilfe den Spruch: »Du bist so krank wie

deine Geheimnisse.« Bedeutet: Wer sich öffnet und anfängt, über seine Abhängigkeit zu sprechen, hat einen großen Schritt in Richtung Heilung bereits getan. Auch wichtig: Informieren Sie sich, wo immer Sie können. Es gibt viele Videos auf YouTube oder anderen Videoportalen, in denen Betroffene berichten oder Experten Tipps für den Ausstieg geben. Podcasts, Bücher – saugen Sie alles auf, was Sie nur finden können. Das Thema Sexsucht hat noch viel mehr Facetten, als wir hier beleuchten können. Jedes Stückchen Wissen hilft. Werden Sie zum Experten für sich selbst.

Wie es dann weitergeht, mag unterschiedlich sein. Viele Betroffene sind gut beraten, sich einen kompetenten Therapeuten zu suchen – nur liegt oft genau hier die Krux. Ein Therapeut ist vor allem dann ein Muss, wenn unter der Sexsucht Traumata liegen (sexueller Missbrauch in der Kindheit ist bei Sexsüchtigen häufig) oder Grunderkrankungen wie Depressionen oder Angst- und Panikstörungen. Das gehört in kompetente Hände – und solange solche Grundprobleme unbehandelt bleiben, ist der Rückfall in die Sexsucht vorprogrammiert.

Andere kommen auch allein klar, mit viel Eigenrecherche, Engagement und einer Selbsthilfegruppe, in der sie sich wohlfühlen. Zu meistern ist in jedem Falle eines: Trigger sind bei dieser Sucht schwer bis gar nicht zu vermeiden. Deshalb braucht es schon ein starkes Rüstzeug, um nicht doch mal eben schnell wieder per Handy auf einschlägige Seiten zu gehen oder das Gedankenkarussell im Alltag zu stoppen, wenn ein (auch nur halbwegs attraktiver) potenzieller Sexualpartner auftaucht.

Medizinisch gesehen sind die ersten drei Monate die entscheidenden und kritischen, wenn es um den Ausstieg aus der Sucht geht. Das ist in etwa die Zeit, in der sich das völlig überhitzte Dopaminsystem wieder normalisieren soll und kann. Dafür braucht es eine Pause, genau wie ein gebrochenes Bein. Absolute Schonung ist angesagt. Deshalb sind Kernelemente der Therapie:

- Keine Masturbation
- Den Sex auf einen einzigen, physischen Partner beschränken. Es kann sein, dass wegen der suchtgetriebenen Überstimulation echter Sex eine Zeit lang nicht möglich ist. Das kann bis zu einem halben Jahr andauern. Der Partner muss Bescheid wissen. Das Gute daran ist aber: Das Gehirn ist wirklich in der Lage, sich auch von dieser permanenten Überstimulation zu erholen. Normaler Sex wird wieder möglich. Es kann nur dauern.
- Gute Schlafhygiene und ausreichend Schlaf. Nicht selten ist gerade bei Pornosüchtigen der Schlaf durch nächtlichen Dauerkonsum völlig gestört. Guter Schlaf ist für die Heilung aber absolut zentral.
- Leichte bis mittlere körperliche Bewegung. Die Betonung liegt auf »leicht bis mittel«. Denn intensiver Sport befeuert das Testosteronsystem, und das geht nach hinten los. Auch sind Fitnessstudios für Sexsüchtige oft kein guter Ort. Ein Blick auf Mittrainierende kann das Gedankenkarussell schon wieder ins Rotieren bringen.

Alle weiteren Tipps für einen suchtfreien Alltag sind quasi identisch mit denen für andere Süchte. Sie finden dazu mehr im hinteren Buchteil.

Internetpornografie: Hilfreiche Software

Das Problem an der Sucht nach Internetpornografie ist, dass sie so anonym ist und niemand mitbekommt, was man da eigentlich schaut, solange die Tür zu ist. Es gibt aber Software, die das Surfverhalten des Süchtigen kontrolliert. In der einfachsten Version lassen sich bestimmte Webseiten schlicht blockieren, allerdings ist das bei der Vielzahl der einschlägigen Seiten leicht zu umgehen. Ein hundertprozentiger Rückfallschutz ist das also nicht. Solche Software findet sich im Web unter dem Suchbegriff Elternkontrolle. Entwickelt wurde sie, damit Eltern dem Nachwuchs das unkontrollierte Surfen versalzen können. Natürlich funktioniert das auch für Pornoseiten. Welche Seiten man dort markiert, ist der Software egal.

Die ausgefeilteren Varianten unterwerfen das Surfverhalten des Süchtigen der Sozialkontrolle einer Vertrauensperson. Das kann der Partner sein oder auch ein Mitglied der Selbsthilfegruppe. Diese Software erkennt Schlüsselbegriffe. Treibt sich der Süchtige also auf entsprechenden Seiten herum oder sucht danach im Web, springt die Software an und meldet das per Nachricht an die Vertrauensperson.

Leider gibt es solche Lösungen bislang nicht auf Deutsch, Englisch ist nötig. Und: Die besten und ausgefeiltesten Programme kommen ziemlich christlich-moralisch daher. Wer das locker ignorieren kann und die Vorteile der Software zu nutzen weiß, ist damit dennoch gut bedient. Zu finden sind sie unter »accountability software« oder – blöd, aber wahr – »shameware«.

Medikamente

So merkwürdig es klingt, es gibt tatsächlich Medikamente, die einen Ausstieg aus der Sexsucht unterstützen. Die Betonung liegt auf »unterstützen«, ein Allheilmittel sind sie nicht. So setzen Ärzte bei Sexsüchtigen manchmal Antidepressiva ein – egal, ob der Betroffene tatsächlich depressiv ist oder nicht. Sie nutzen eine ansonsten gefürchtete und unangenehme Nebenwirkung dieser Wirkstoffe: den Libidoverlust. Die Medikamente werden – anders als in der Depressionsbehandlung – nur für einen begrenzten Zeitraum verordnet. Sie sollen den Sexdrive so lange drosseln, bis sich das Dopaminsystem wieder erholt hat.

Auch Behandlungsversuche mit dem Medikament Naltrexon sind manchmal erfolgreich. Der Wirkstoff kommt eigentlich vor allem bei der Alkoholikerbehandlung zum Einsatz. Es blockt sozusagen die Belohnungsdusche durch das Suchtmittel und macht den Konsum deshalb unattraktiv. Der Kick bleibt einfach aus. Da

Sexsucht ein reines Dopaminthema ist, scheint das auch bei Sexsüchtigen zu funktionieren.

Zocken bis zur Armut: Zwischen Wallstreet und Westbahnhof

Spielen ist eigentlich ein Urbedürfnis. Nicht umsonst spricht man vom Spieltrieb des Menschen. Im Spiel trainieren wir unsere Lebensfähigkeit, denn nicht immer reichen starre Instinkte aus. Babys lernen spielerisch ihre Umwelt kennen, später stärken Kinder ihre körperlichen Fähigkeiten im Spiel. Spielen hilft unserem Gehirn, sich zu entwickeln und sich immer neuen Situationen anzupassen. Egal ob in Metropolen oder im tiefsten Dschungel: Überall auf der Welt spielen die Menschen. Genau deshalb. Spielen bringt auch Erfolge mit sich, beispielsweise bei einem gewonnenen Wettkampf. Das sorgt für eine Dopamin-Dusche. Unser Gehirn ist also seit Kindheitszeiten darauf gepolt, dass Spielen etwas Gutes, Interessantes und damit Erstrebenswertes ist.

So ein Daddelautomat ist für unser Gehirn eigentlich kaum etwas anderes als buntes, klapperndes Babyspielzeug. Fanden wir schon damals spannend, und daran ändert sich im Erwachsenenalter auch nicht viel. Sicher, nicht jeder Erwachsene springt identisch auf diese Reize an. Wie stark, hängt von seiner Hirnstruktur ab. Kombiniert mit einem möglichen Gewinn, ist das schon ein echter Köder. Vor allem muss sich ein Glücksspieler nicht mal groß anstrengen, anders als beim Sportturnier in der Jugend. Im Gegenteil, Glücksspiel geht oft sehr schnell, manchmal dauert es nur wenige Sekunden. Das feiert unser Gehirn, auf Schnelligkeit steht es.

Rauschen die Münzen aus dem Automaten, löst das bei jedem Glücks- und Belohnungsgefühle aus. Bei Spielsüchtigen passiert das auch ohne Jackpot. Forscher haben herausgefunden, dass bei ihnen die Dopamin-Dusche sogar größer ist, während sie noch um den Gewinn bibbern. Das Zittern bis zum Gewinn wird also zum Suchtfaktor, nicht das Gewinnen selbst. Auch das können Sie in dem weiter vorne erwähnten Video der BBC eindrucksvoll sehen. Das Gehirn des Zockers im MRT springt allein durch die freudige Erwartung genau so an wie bei einem Gewinn. Das müssen Sie sehen! Der QR-Code am Anfang dieses Kapitels bringt Sie direkt zum Video.

Vorfreude ist die schönste Freude, heißt es. Sie wissen jetzt, warum. Dazu eine kleine wahre Begebenheit.

Ein Casino-Gast hat am Automaten einen größeren Geldbetrag gewonnen. Die Münzen prasseln aus dem Gerät. Danach aber haut die Software erst einmal einen Stopp ins Spiel, wohl aus Verwaltungsgründen. Weiter geht es erst nach einem Neustart, den ein Mitarbeiter veranlassen muss. Das Ganze dauert ein paar Minuten. Man sollte meinen, der Gast zähle in der Zwischenzeit glücklich seinen kleinen Reichtum. Weit gefehlt: Er schnauzt die Casino-Mitarbeiterin an, wann es denn endlich weitergehe. Das ist keine schlechte Kinderstube, das ist Spielsucht.

CASINOS: HÄSSLICH MIT SYSTEM

Haben Sie sich schon mal gefragt, warum Spielcasinos alle so eine merkwürdige Innenarchitektur haben? Nirgendwo sind klare Linien, die Farben scheinen überhaupt nicht zusammenzupassen, der Teppich ist frisch den Siebzigerjahren entsprungen. Der Weg zur Toilette oder zum Ausgang ist nie gerade. Nur in Schlangenlinien und an vielen Automaten oder Spieltischen vorbei findet man dorthin. Betrachtet man das Raumkonzept auf dem Reißbrett, fällt auf: Es sieht aus wie ein Maislabyrinth. Tageslicht gibt es nicht. Das ist alles kein Zufall. Das Design von Casinos dient nur einem Zweck: das Spielerhirn auf Automaten und Spieltische zu polen, den Gast die Zeit vergessen zu lassen, damit er sich völlig im Spiel verliert.

Per se ist an Glücksspiel ja nichts verkehrt. Es kann Spaß machen, ein geselliger Zeitvertreib sein. Bei einigen aber verselbstständigt sich das Ganze. Damit sind wir wieder beim perfekten Sucht-Gebräu: das Urbedürfnis Spielen plus Dopamin-Dusche plus kurzfristiges Vergessen der Außenwelt. Von daher unterscheidet sich Spielsucht kaum von der Sexsucht.

In der Regel zockt man um Geld. Und das ist der Turbo der Spielsucht. Denn Geld wird in unserer Gesellschaft mit Glück gleichgesetzt. Geld kann Wünsche erfüllen, hebt den sozialen Status und das Ansehen, macht sogar als Sexualpartner attraktiver. Ein Jackpot ist die Abkürzung des Tellerwäschers zum Millionär, ohne Jahre von Blut, Schweiß und Tränen. Es ist sicherlich kein Zufall, dass Spielsucht vor allem ein Problem in den unteren sozialen Schichten darstellt. Studien zeigen ganz klar: Je ärmer die Verhältnisse, je schlechter das soziale Umfeld, umso höher das Risiko, vom Spiel abhängig zu werden. Das stimmt und stimmt auch wieder nicht.

Spielsüchtige mit Fliege und Krawatte finden sich unter den sogenannten Daytradern. Daytrading, oder auf Deutsch Tageshandel, ist Zocken an der Börse mit sehr kurzen Fristen. Morgens platziert man seine Käufe, und in den nächsten zehn Stunden kreisen die Gedanken nur um die Börse, in der Hoffnung auf reiche Gewinne.

Die Parallelen zwischen dem Spieler am Westbahnhof und dem Wallstreet-Mann sind verblüffend:

- Beide jagen dem schnellen Geld hinterher.
- Sie suchen den Kick des Zitterns um den Gewinn.
- Sie versuchen, verlorenes Geld durch immer höhere Einsätze wieder reinzuholen.
- Sie glauben fest daran, den Erfolg durch Wissen oder ein System beeinflussen zu können, obwohl sie es bei Licht betrachtet besser wissen. Roulette-Spieler zum Beispiel glauben wirklich,

ein Erfolgssystem zu haben, dabei gelten bei jedem Spiel aufs Neue dieselben (Un-)Wahrscheinlichkeiten. Auch Daytrader haben teilweise aberwitzige Systeme, aus denen sie meinen, ihre Erfolgschancen berechnen zu können. Die mögen zwar mit ihren vielen Charts beeindruckend aussehen, das ändert aber nichts daran, dass sie einfach Unsinn sind. Der kleine Daytrader zockt gegen die Computerprogramme der Großbanken, die binnen Sekunden Millionenbeträge bewegen können. Alles sinnlos, und das alles könnte der Börsenzocker auch wissen. Will er aber nicht. Er glaubt an »seine Systeme«.

Manchmal muss man genau hinschauen, um herauszufinden, ob man sich auf einer Gaming- oder einer Trading-Seite befindet. »Die Bildschirme der Online-Brokerage-Websites ähneln denen von Videospielen, und durch Anklicken auffälliger farbiger Schaltflächen ist es möglich, Finanzinstrumente aller Weltmärkte zu kaufen oder zu verkaufen«, schreiben Wissenschaftler in einem Fachartikel mit dem Titel »Ist pathologisches Trading eine übersehene Form der Sucht?« Darüber hinaus sei es sehr einfach, ein Online-Handelskonto zu eröffnen, und die Online-Broker warnten nicht vor der Möglichkeit, eine Abhängigkeit vom Trading zu entwickeln.

Forscher schlussfolgern, dass Börsenzockerei durchaus abhängig machen kann und so mancher Trader tatsächlich süchtig ist. Sie zitieren Forschungskollegen, die sich das Gehirn von Börsenhändlern genauer angeschaut haben, während diese Kauf- oder Verkaufsentscheidungen trafen. Es wird Sie kaum überraschen: Es sind dieselben Zentren aktiv, die bei anderen Süchten ebenfalls eine Rolle spielen.

Ob Roulette- oder Börsenzocker: Sind sie süchtig, steht am Ende für beide oft der Bankrott. Allerdings mit einem sehr feinen Unterschied. Fliegt auf, dass Haus und Hof futsch sind, zieht der Casino-Dauergast den Zorn von Familie und Freunden auf sich.

Der süchtige Börsenzocker bekommt Mitleid für seine falschen Investmententscheidungen. Er wollte doch nur das Familieneinkommen aufpolieren.

Seriöse wissenschaftliche Arbeiten zum Thema Daytrading als Sucht lassen sich an einer Hand abzählen, aber der Zusammenhang scheint doch ziemlich klar zu sein. Man kann schon ins Grübeln kommen. Betrifft das vielleicht nicht nur die kleinen Börsenzocker, sondern auch oberste Banker? Ist Sucht die eigentliche Wurzel von Bankenpleiten und Finanzkrisen? Wenn Sie den Film *The Wolf of Wall Street* noch nicht kennen, schauen Sie sich den doch mal unter dieser Perspektive an. Übrigens: Der Film beruht auf einer Biografie, auch Insider haben bestätigt, dass nichts davon übertrieben ist. So geht es offenbar wirklich manchmal zu im Finanzdistrikt der Metropole.

Spielsucht hat Geschwister: Sexsucht, Kokain und Alkohol. Sind die Drogenexzesse und Sexorgien im Film mit Leonardo DiCaprio vielleicht nicht Auswuchs des erzockten Reichtums, sondern alles läuft parallel, hat dieselbe Ursache: Sucht? Immerhin haben über siebzig Prozent der Spielsüchtigen mindestens noch eine weitere Abhängigkeit. Häufig: Rauchen, Kokain, Amphetamine, Alkohol. Die Hälfte hat eine darunter liegende psychische Erkrankung, einundsechzig Prozent eine Persönlichkeitsstörung. Unter Spielsüchtigen mit einer zusätzlichen substanzgebundenen Sucht sind besonders viele, die ein – meist unerkanntes – ADHS haben, also ein Aufmerksamkeitsdefizitsyndrom.

Die Behandlung

Spielsucht hat die Betroffenen genau so fest in den Klauen wie jede andere Sucht auch. Und Spielsüchtige haben ein ganz besonders schweres Päckchen zu tragen, wenn es an den Ausstieg geht. In der Regel stehen sie vor einem riesigen Scherbenhaufen. Finanziell, sozial, familiär. Diesen müssen sie erst einmal wieder zusammenkehren, Dinge ordnen, das Vertrauen des Partners oder

der Partnerin wiedererlangen. Wenn das überhaupt möglich ist. Nicht selten geht ja das gemeinsame Vermögen still und heimlich drauf. Oft steht dann auch eine Trennung ins Haus. Das alles soll der frisch Abstinente ohne Rückfall wuppen. Ohne Hilfe ist das kaum zu schaffen. Aber die gibt es.

Anlaufstellen sind einerseits die Sucht-, aber auch die Schuldnerberatungen. Suchtexperten sagen übrigens, dass ausstiegswillige Spielsüchtige zumindest einen Teil des Schlamassels selber wieder in Ordnung bringen sollen. Das sei ein sinnvoller Teil der Therapie. Ein Freikauf durch Familie oder Freunde, damit der Betroffene »unbeschwert in die Therapie gehen kann«, sei zwar nett gemeint, aber in der Regel kontraproduktiv.

Wie Sexsucht ist Spielsucht ein reines Dopaminthema, und man braucht beim Ausstieg gute Strategien für den Alltag, auch darin unterscheidet sich diese Sucht nicht von anderen stoffgebundenen Drogen. Wie man das Dopaminsystem und das Suchtgedächtnis auf andere Gedanken bringt, finden Sie im hinteren Buchteil.

Apps und Sperrsysteme: Hand in Hand ein guter Schutz

Spieler können sich in Deutschland vom Zocken in Casinos und Gaststätten mit einem Klick aussperren. Auch Angehörige können das tun, sogar ohne Zustimmung des Betroffenen. Seit 2021 gibt es das sogenannte OASIS-System, in das sich Spieler eintragen lassen können. OASIS steht für »Onlineabfrage Spielerstatus« und ist eine Datenbank, in die jeder Gastwirt und jedes Casino einen Blick werfen muss, nachdem sich der Spielwillige ausgewiesen hat. Wer in diesem Verzeichnis steht, darf nicht spielen, so lautet das Gesetz. Auch in der Schweiz gibt es ein vergleichbares System, nur Österreich hinkt noch hinterher.

Der blinde Fleck der Sperrdatenbanken sind die Online-Casinos und die vielen Online-Spielseiten. Hierfür gibt es allerdings spezielle Apps. GamBan beispielsweise oder K9 Webprotection.

Letztere ist sogar kostenlos. Diese Apps versperren den Zugang zu sämtlichen Online-Spielseiten und bieten damit zusammen mit Sperrsystemen wie OASIS ein ziemlich dicht gewebtes Sicherheitsnetz.

Eine sehr gute, wenn auch vielleicht zunächst schmerzhafte Möglichkeit ist es, die Kontrolle über die eigenen Finanzen an eine nahestehende Person abzugeben. Wenn das der Partner ist, schafft das auch eine Basis, um verloren gegangenes Vertrauen wiederherzustellen. Das bedeutet dann aber wirklich: Alle Bankkarten abgeben, keinen Zugang mehr zum Onlinebanking (Zugangscode durch Partner ändern lassen), einkaufen nur noch mit Cash und auch das genau abgezählt.

Soziale Medien: Verloren im Netz

Sie wussten, was sie tun. Als sie Facebook aus der Taufe hoben, fragten sich die Macher: »Wie können wir so viel wie möglich von ihrer [gemeint sind die Nutzer] Zeit und ihrer Aufmerksamkeit in Anspruch nehmen?«, erinnert sich der frühere Facebook-Chef Sean Parker. So erfand das Team den »Gefällt mir«-Button. Er motiviert den Nutzer, immer mehr Inhalte hochzuladen. Die Facebook-Väter wussten sehr genau, warum: ein Like ist ein Dopaminkick.

Ex Facebook-Manager Tim Kendall setzt noch einen drauf: Man habe Facebook bewusst dasselbe Suchtpotenzial verpasst wie Zigaretten. »Anfänglich versuchten die Tabakunternehmen lediglich, das Nikotin stärker zu machen. Aber irgendwann reichte das nicht mehr aus, um das Geschäft so schnell zu steigern, wie sie es wollten. Also fügten sie den Zigaretten Zucker und Menthol hinzu, damit man den Rauch länger in der Lunge behalten konnte. Bei Facebook fügten wir Status-Updates, Foto-Tagging und Likes hinzu«, erzählt Kendall in einem Interview mit dem US-Fernsehsender CBS.

Man habe eine Schwachstelle in der menschlichen Psychologie

bewusst ausgenutzt, sagt Parker. »Es ist eine Feedback-Schleife für die soziale Bestätigung«, fasst er zusammen. Facebook verändere buchstäblich die Beziehung der Menschen untereinander und zur Gesellschaft. »Gott allein weiß, was es mit den Gehirnen unserer Kinder macht«, fürchtet er.

Ich lege Ihnen den Film *Das Dilemma mit den sozialen Medien* ans Herz. Da kommen neben Kendall viele andere Hochkaräter aus der Social-Media-Industrie zu Wort. Eingebettet ist das Ganze in die Geschichte eines Jugendlichen, der in die Internetsucht abrutscht. Sie werden die Welt der sozialen Medien hinterher mit anderen Augen sehen. Ihr Abhängigkeitspotenzial ist kein Kollateralschaden, es wurde bewusst geschaffen und wird bis heute immer weiter verfeinert.

Natürlich gilt das nicht nur für Facebook. Instagram, TikTok und andere Plattformen arbeiten nach demselben Prinzip: Soziale Bestätigung, verbunden mit immer schnelleren, immer bunteren, immer grelleren Sinneseindrücken. Ein ausgefeilter Algorithmus präsentiert uns mehr und mehr von dem, was uns besonders anspricht. Darauf springt das Dopaminsystem an. Immer. Selbst Tim Kendall berichtet in besagtem Film, wie sehr die sozialen Medien ihn nach unten zogen. Obwohl er besser als jeder andere wusste, in welch suchterzeugendes System er sich begab, konnte er sich dem nicht entziehen.

Trotzdem hält sich das Klischee hartnäckig: Wer im Netz versinkt, hat eigentlich kein echtes Leben, ist sozial irgendwie schräg und trägt ein paar psychologische Probleme mit sich herum. So manche Studie befeuert das. Tatsächlich finden sich bei Internetabhängigen häufiger Depressionen oder Angst- und Panikstörungen. Schlussfolgerung und offizielle Lesart: Wer daran leide, werde auch leichter internetsüchtig.

Möglicherweise wird genau anders herum ein Schuh draus. Soziale Medien sind darauf ausgelegt, uns süchtig zu machen. Die Folgen des endlosen Konsums: Sozialzombies, die stumm nebeneinander an der Bushaltestelle oder im Restaurant sitzen und sich Nachrichten schicken. Das Suchtsystem soziale Medien lässt echte soziale Kontakte verkümmern. Das macht uns unter anderem depressiv.

Internetsucht ist bislang als eigenständige Suchterkrankung nicht anerkannt. Sie fällt unter die große Gruppe der Zwangsstörungen. Internetsüchtige nutzen vor allem ihr Smartphone. Beobachtet man sie dabei, kommt das mit der Zwangsstörung sehr gut hin. Haben sie ihr Smartphone vergessen, laufen sie Amok und schwitzen Blut und Wasser bei der Vorstellung eines leeren Akkus. Wissenschaftler nennen dieses Verhalten Nomophobie. Das steht für »No Mobile Phone Phobia«. Letzteres ist das griechische Wort für Angst. Ein Alkoholiker hat Panik vor fehlendem Nachschub, der Internetabhängige davor, online etwas zu verpassen. Einige Betroffene spüren aus lauter Gier nach der nächsten Benachrichtigung sogar ein Phantom-Vibrieren ihres Smartphones.

Übrigens: Auch wenn das Ganze bei Ihnen nicht so ausgeprägt ist, lohnt es sich auch für Sie, die sozialen Medien und Ihre Zeit im Internet zurückzuschrauben. Der Dopamin-Honigtopf ist zu gefährlich – allemal, wenn Sie an anderer Front mit einer Abhängigkeit kämpfen.

Gaming: Süchtig nach dem Pixelheldentum

Auch wenn es auf den ersten Blick nicht so aussieht: Online-Gaming nutzt dieselben Mechanismen wie soziale Medien, um jemanden an den Haken zu bekommen. Die Gruppen der Süchtigen überschneiden sich deshalb, viele haben beide Abhängigkeiten. Facebook und Co wissen sehr gut, dass unter ihren Nutzern leichte Beute lauert. Die fischt man mit den Facebook-Games ganz gezielt ab. Auch animieren Onlinespiele den Spieler ständig, zu checken, ob es etwas Neues gibt und was die Spiel-Community so tut. Viele Spiele sind so aufgebaut, dass man sich zwangsläufig in regelmäßigen Abständen einloggen muss, um nicht ins Hintertreffen zu geraten. Auch diese Spiele verteilen Belohnungen, das Dopaminrad dreht sich.

Beim Gaming kommt noch etwas hinzu: der Wettbewerb. Er ist ein zusätzlicher Dopamintrigger. Bemerkenswerterweise sind mehr Männer von Online-Gaming abhängig als Frauen. Die kleben dafür mehr an den sozialen Medien fest.

Online-Games sind die Kirschen auf der Sucht-Torte der sozialen Medien. Sie bieten eine völlig eigene Welt, in die der Spieler abtauchen kann. Perfekte Grafiken und spannende Storys lassen den Unterschied zwischen Wahrheit und Wahn verschwimmen. Ausnahmen bestätigen auch hier die Regel: Die Grafik des Onlinespiels Minecraft sieht aus wie frisch aus den Siebzigern, man kann sich nicht miteinander prügeln, und Belohnungspunkte gibt es auch nicht. Trotzdem hat es über zweihundert Millionen Spieler. Minecraft setzt stark auf die Kreativität seiner Spieler, die sich rund um den Globus miteinander vernetzen können.

Raus aus Gaming und sozialen Medien: Tipps und Tricks

- Löschen Sie so viele Apps wie möglich.
  Installieren Sie stattdessen Applikationen, die Ihr Surfverhalten messen und begrenzen. Allein die Feststellung, wie viele Stunden Sie täglich im Netz verbringen, wird Sie erschrecken. Es gibt auch Apps, die Sie schlicht und ergreifend von bestimmten Webseiten aussperren. In schwachen Minuten kommen Sie dann gar nicht erst in Versuchung.
- Ziehen Sie sich zurück. Setzen Sie sich dafür einen Zeitrahmen. Ein Monat wäre gut, drei wären besser. So lange braucht das Dopaminsystem, um sich zu regenerieren. Sie müssen Ihre wichtigsten Accounts ja nicht gleich löschen. Aber schalten Sie sie auf stumm.
- Wenn Sie auch das nicht über sich bringen, limitieren Sie zu-

mindest Ihre Onlinezeit. Geben Sie das Handy in die Hände einer anderen Person. Vereinbaren Sie, wann Sie es wieder bekommen – und ganz bestimmt nicht vorher.

- Stellen Sie statt des Fingerabdrucks oder der Gesichtserkennung ein Passwort ein, um Ihr Smartphone zu entsperren. Das Passwort darf gerne lang und nervig einzutippen sein. Sie werden zweimal überlegen, ob Sie »mal eben was checken«.
- Aktivieren Sie die Graustufeneinstellung auf Ihrem Smartphone. Auch Computer und Tablets kann man ergrauen lassen. Farben triggern das Dopaminsystem, je greller, desto besser. Schwarz-Weiß findet es eher lahm.
- Wenn Sie beruflich oder privat telefonisch erreichbar sein müssen, kaufen Sie sich ein richtig altes Handy. Damit kann man telefonieren, aber mehr eben auch nicht.

Auch sonst gibt es einiges zu tun, damit Sie gar nicht erst wieder auf dumme Gedanken kommen. Damit geht es im hinteren Buchteil weiter. Diese Tipps gelten für alle Süchte.

Kaufsucht: Shoppen bis der Arzt kommt

Dopaminkicks machen sich auch Marketingexperten zunutze. Der letzte Schrei ist das sogenannte Neuromarketing. Damit zieht man Ihnen Geld für Dinge aus der Tasche, die Sie eigentlich gar nicht brauchen. Das bekannteste Beispiel ist der Black Friday, der größte Verkaufshype der Weltgeschichte. Mit Werbetrommelfeuer wird er wochenlang ins Bewusstsein gedroschen. Der Appell an Ihr Dopaminsystem: »Sei schnell, dann wartet fette Beute, und du wirst dich belohnt fühlen, weil du ein ganz tolles Schnäppchen ergattern konntest.«

Öffnen sich die Ladentüren, flimmern jedes Jahr die gleichen Bilder über den Fernseher: Menschen stürmen hysterisch die Geschäfte, quetschen sich dabei fast zu Tode – nur um dann zufrieden mit Dingen nach Hause zu gehen, die sie sonst vielleicht nie gekauft hätten. Die Beute ist erjagt, die Erwartung befriedigt, man fühlt sich belohnt, das Dopaminsystem ist happy. Wer nicht nur am Black Friday, sondern dreihundertfünfundsechzig Tage im Jahr zwanghaft auf Einkaufstour ist, den hat die Kaufsucht im Griff.

Wie viele Menschen zwanghaft kaufen, ist nicht bekannt. Schätzungen gehen von etwa fünf Prozent der Erwachsenen aus. Das ist immerhin jeder zwanzigste. Übermäßiger Konsum trägt kein Stigma. Bummeln gehen ist eine beliebte und akzeptierte Freizeitbeschäftigung. Die Werbung feuert uns an, immer neue Dinge zu erstehen. Das tun wir auch, obwohl wir das meiste gar nicht brauchen. Wer viel kauft und besitzt, steigert sein soziales Ansehen sogar. Bei Licht betrachtet, kaufen wir alle eigentlich zu viel. Die Grenze zur Sucht ist dann überschritten, wenn der Kaufimpuls übermächtig wird. Der Verstand sagt: »Das kann ich mir nicht leisten.« Trotzdem wird das Portemonnaie gezückt. Nur wenig später setzt der Katzenjammer ein, der Betroffene fühlt sich deprimiert und schuldig. Das sind Muster, wie wir sie auch von anderen Süchten kennen.

Damit schließt sich für den zwanghaften Shopper ein Kreis. Die meisten legen dann los, wenn sie emotional niedergeschlagen sind. Der kurzfristige Dopaminkick durch den Kauf ist also ebenfalls so eine Art Selbstmedikation, etwa wie Alkohol oder Zigaretten. Kurz danach fallen die Betroffenen wieder in ein Gefühlsloch und machen sich erneut auf die Suche.

Das Internet mit seinen Millionen Einkaufsmöglichkeiten hat dieser Suchterkrankung einen Turbo verpasst. Onlineshopper müssen nicht einmal aus dem Haus. So kommt es, dass die Einkaufswut oft zur Zweitsucht wird. Betrunken ins Einkaufszentrum geht nicht, Mausklicks mit Promille aber schon. Dann stapeln sich ein paar Tage später die Kartons vor der Tür, und der Betroffene weiß nicht mal mehr, was da wohl drin ist.

Nach dem aktuellen Stand der Forschung tritt Kaufsucht

quasi nie allein und aus heiterem Himmel auf. In der Regel stecken dahinter Depressionen oder Angst- und Panikstörungen. Auch Menschen mit ADHS kaufen häufig zwanghaft ein. Will man sich von dieser Sucht befreien, ist also ein Blick hinter die Kulissen zwingend nötig. Dafür braucht es einen Spezialisten. Bis das Knäuel entwirrt ist, kann man sich natürlich freiwillig den Hahn zudrehen und die Kontrolle über die eigenen Finanzen abgeben, sofern es einen Vertrauten gibt, der das für einen übernimmt.

Eine Sucht kommt selten allein

Die Zigarette zum Drink, abends mit einem Joint online abhängen: Kaum jemand klebt nur an einer einzigen Sucht fest. Die Kombinationen sind manchmal sehr aufschlussreich. Manche benutzen gleich zwei Suchtmittel, um ein bestimmtes Nervenbotenstoffsystem in immer weitere Höhen zu treiben. Der Dopaminrausch durch Zocken und Koksen ist so ein Beispiel. Andere quetschen mit Zigaretten und Aufputschmitteln das letzte Quäntchen Leistung aus sich heraus, um abends mit Alkohol oder Cannabis auf Knopfdruck zu entspannen. Das sind die sogenannten Mehrfachabhängigen. Schwierig wird das Ganze dann, wenn es an den Ausstieg geht. Wirft man alles zusammen über Bord, oder geht man es nacheinander an? Eine eindeutige Antwort gibt es nicht. Wir kommen auf das Thema später noch einmal ausführlich zurück.

Klar ist aber: Frisch Abstinente müssen aufpassen, sich keine Ersatzsucht aufzuhalsen. Raucher kennen das: Ist die letzte Kippe aus, erwacht der Wolfshunger. Lässt der Trinker das Glas stehen, qualmt er auf einmal dafür wie ein Schlot. Der simple Grund: Fällt ein Suchtmittel weg, sitzt ihre Hirnchemie auf dem Trockenen und sucht sich eben Ersatz. Schokolade, Chips und Co lassen Dopamin und Serotonin sprudeln, Zocken ebenso. Die Endorphin-Dusche beim »Runners' High« ersetzt Amphetamine,

Koks oder Alkohol. Schauen Sie in der ersten abstinenten Zeit genau hin. Es bringt nichts, eine Sucht durch die andere zu ersetzen. Außer, man möchte Marathonläufer werden. Auch dazu kommen wir später bei den Alltagstipps noch einmal. Nehmen Sie aber eines mit: Den Bären einer »Suchtpersönlichkeit« lassen Sie sich bitte nie mehr aufbinden.

ERFOLGREICH RAUS AUS DER SUCHT

Die heutige Suchttherapie hat viele blinde Flecken. Sie wäre deutlich erfolgreicher, würde sie nicht gleich mehrere Elefanten im Raum hartnäckig ignorieren. Abhängigkeit wurzelt in einer gestörten Hirnchemie, das haben wir ausführlich geklärt. Unsere Hirnchemie ist wie alle komplexen Systeme zwar ein Wunderwerk, aber auch störanfällig.

Die Versorgung mit Nährstoffen spielt eine Rolle, unser Blutzucker, die Schilddrüse, unsere Hormone und noch vieles mehr. Die Fachliteratur ist voll davon. Zieht man das vorhandene Wissen zusammen, wird klar: Startpunkt einer Suchtbehandlung müsste eigentlich eine gründliche medizinische Bestandsaufnahme sein, die potenzielle Störfaktoren unserer Hirnchemie erst einmal unter die Lupe nimmt. Das findet aber in der Regel nicht statt.

Die erste Säule einer erfolgreichen Suchtbehandlung wäre beinharte Schulmedizin. Hausärzte, Internisten, Hormonspezialisten, Ernährungsmediziner, Neurologen, Psychologen, Ernährungsberater und noch einige Fachdisziplinen mehr müssten an einen Tisch, um einen Abhängigen erfolgreich zu behandeln. Dazu kommt es aber nicht.

Nährstoffe beispielsweise spielen beim Suchtausstieg eine große Rolle, genauso wie – nicht lachen – der Darm und die Verdauung. Ein weiterer zentraler Schlüssel ist ein gesunder Schlaf. Viele Menschen legt auch ihr Blutzuckerspiegel aufs Kreuz, ohne dass sie es wissen. Und schließlich verbergen sich hinter der Sucht manchmal auch ganz andere Dinge wie unerkannte Depressionen oder ein nicht bemerktes ADHS, auch im Erwachsenenalter.

Eine erfolgreiche Suchtbehandlung steht auf mehr als einer Säule. Der Betroffene muss die Wurzel seiner Abhängigkeit verstehen: seine Hirnchemie und sein Suchtgedächtnis, also die »Suchtautobahn im Hirn«. Als Experte für sich selbst fällt es einem Süchtigen wesentlich leichter, sich seiner Abhängigkeit zu stellen, einen abstinenten Alltag zu managen und letztlich seine Sucht zu besiegen. Das kommt jetzt erst einmal sehr theoretisch daher, wir schauen es uns im Folgenden Schritt für Schritt an.

Eine Vorbemerkung noch: Das Ausstiegspaket, das Sie im Folgenden kennenlernen, ist genau das: ein Paket und kein Blumenstrauß, aus dem Sie sich ein paar Blümchen herauspicken können, in der Hoffnung, dass es trotzdem funktioniert. Alles, was Sie ab jetzt lesen, ist eine Arbeitsanleitung und kein »ich schau mal«. Denken Sie an eine IKEA-Aufbauanleitung. Lassen Sie auch nur einen Arbeitsschritt aus, weil Sie meinen, Sie wissen es besser, geht das in die Hose. Dann läuft das mit der Abstinenz wie mit dem schiefen Schrank: Alles noch mal von vorne.

Eines steht ganz fest – und diesen Satz sollten Sie sich notieren und an den Kühlschrank oder hinter den Spiegel klemmen:

Abstinenz bedeutet NICHT:
»Alles wie immer, nur ohne Konsum.«

Der Satz scheint platt, aber in ihm steckt das Patentrezept zur Abstinenz. Deshalb verinnerlichen Sie ihn bitte. Suchtausstieg bedeutet Reflexion, Veränderung, Arbeit und Zeit. Niemand behauptet, das Ganze sei ein Picknick. Die gute Nachricht ist aber: Mit diesem Paket bekommen Sie die Werkzeuge an die Hand. Sie müssen nicht passiv im Kämmerlein um Ihre Abstinenz beten. Sie können Ihre Heilung aktiv angehen. In diesem Sinne: Packen wir es an!

Vitamine und Co: Futter für die Hirnchemie

Unsere Hirnchemie ist Dreh- und Angelpunkt bei der Entstehung von Sucht. Findet sie zurück zu ihrer natürlichen Balance, ist man weitgehend aus dem Schneider. Das Ganze ruckelt sich in der Regel von allein zurecht, aber das kann dauern, und in der Zwischenzeit droht permanent der Rückfall. Die gute Nachricht ist indes: Man kann seine Hirnchemie auch aktiv pflegen und so die Zeit verkürzen.

Nervenbotenstoffe entstehen ja nicht aus der Luft. Sie brauchen Baustoffe. Unser Körper muss in der Lage sein, sie überhaupt zu bilden. Grundlage dafür sind Nährstoffe. Keine Angst, hier kommen jetzt nicht die Trallala-Tipps nach dem Motto: »Mehr Obst und Gemüse«, die Sie in jeder Frauenzeitschrift finden. Wir steigen jetzt mal tiefer ein.

Eine gute Ernährung und Nährstoffe haben einen großen Einfluss auf den Erfolg einer Suchtbehandlung. Sie beeinflussen, wie schnell die Heilung abläuft, und machen die Betroffenen stark und fit genug, den Ausstieg auch wirklich durchzuziehen.

So steht es sinngemäß in einem Konsenspapier der Amerikanischen Diätologenvereinigung, also Menschen, die wirklich Ahnung von Ernährung haben. Das wuchtige Werk stammt aus dem Jahr 1990 und vergilbt in den Archiven. Stellt sich die Frage, warum. Wahrscheinlich sind Stuhlkreise einfach deutlich billiger für Suchtkliniken als die Gehälter von Diätassistenten, die mit jedem einzelnen Betroffenen individuell arbeiten müssten.

Nährstoffmängel: Ein Problem vieler Süchtiger

Bei Licht betrachtet, ist es eine Binsenweisheit: Süchtige pflegen in der Regel nicht gerade die beste Ernährung. Egal welches

Suchtmittel, der schnelle Konsum steht absolut im Vordergrund. Chips, Schokolade und Fast Food stehen auf der Tagesordnung und ersetzen allzu oft eine gesunde Mahlzeit. Kippe und Kaffee reichen dem Raucher oft zum Frühstück.

Amphetamine, Koks und Co unterdrücken das Hungergefühl komplett, Alkoholiker greifen in der Regel lieber zum Glas als zur Gabel. Dass da riesige Nährstofflücken klaffen, ist eigentlich logisch. Genauso klar ist: Vitamine, Mineralstoffe, Eiweiße und Co sind wichtig, damit wir uns wohlfühlen. Fehlen sie, schlagen Nervosität, Depressionen oder ständige Müdigkeit zu. Alles »psychische« Symptome, die ein Abhängiger dann mit noch mehr Konsum übertüncht. Der Teufelskreis schließt sich. Der Ausweg: Nährstofflücken schließen.

Das ist alles nichts Neues, nur die Verbindung zu Suchterkrankungen ist vielen einfach nicht klar. Der Fitness- und Nährstoffpapst Dr. Ulrich Strunz predigt seit Jahren sein Konzept der »Frohmedizin«. Sie ist nichts anderes als genau das: Nährstofflücken aufspüren, schließen und sich wieder so richtig gut fühlen.

Im Vorwort zu meinem Buch *Alkohol adé* schreibt Strunz: »Dieser ganze ausgemachte Unsinn von wegen ›Willensschwäche‹. Pustekuchen. Ich weiß gar nicht, wie viele Patienten ich in den letzten Jahrzehnten behandelt habe, die alle möglichen ›Psychodiagnosen‹ hatten [...], viele auch mit Alkoholproblemen. Rückt man solchen Menschen die Hirnchemie wieder gerade, geht es ihnen auch wieder gut.«

Es ist nicht so, dass die Forschung nicht wüsste, wie gut Nährstoffe beim Ausstieg aus der Sucht unterstützen können. Nur sind die meisten Belege dafür schon ziemlich alt und verstauben in den Regalen. Das bedeutet aber nicht, dass sie falsch sind. Nährstoffe gegen Süchte? Bevor Sie jetzt stirnrunzelnd gedanklich aussteigen, schnappen wir uns doch einfach mal das Beispiel des berühmtesten Süchtigen und Nährstoffpatienten überhaupt.

Der Gründer der Anonymen Alkoholiker war ein Nährstoffpatient

William Wilson ist der bekannteste Säufer der Weltgeschichte. Besser bekannt als Bill W., gründete er zusammen mit einem Leidensgenossen die Anonymen Alkoholiker. Man sollte meinen, er hätte fortan ein glückliches Leben geführt. Weit gefehlt. Er litt auch abstinent fürchterlich.

»Bill ging es nicht gut, obwohl er schon so viele Jahre trocken war. Er litt unter enormen Angstzuständen, Schlaflosigkeit, Anspannung und Müdigkeit«, erinnert sich der kanadische Arzt Dr. Abram Hoffer. Man kann sich vorstellen, was für eine beinharte Anstrengung es für Bill W. war, dem Alkohol fernzubleiben, der seine mörderische Gefühlslage wenigstens kurzfristig wieder geradegerückt hätte.

Hoffer behandelte schon damals Alkoholiker mit Nährstoffen. Im Jahr 1958 kam auch Bill W. dazu. Hoffer erinnert sich: »Nachdem er begann, Niacin zu nehmen [Anmerkung: Niacin ist ein B-Vitamin], verschwanden seine Symptome und kamen auch nicht wieder. Er war fest entschlossen, so vielen AA-Mitgliedern wie möglich den Nutzen dieses Vitamins zukommen zu lassen. Ohne es mir zu sagen, probierte er es an dreißig Freunden und Kollegen aus. Alle waren trocken, aber sie alle litten immer noch, obwohl sie nicht mehr tranken.« Die Erfolge waren sensationell.

Mit Hoffers Unterstützung verfasste Bill W. voller Begeisterung sein Werk *Die Vitamin-B3-Therapie*. Er wusste: Seine Anonymen Alkoholiker leisten Großartiges. Sie unterstützten beim Trockenwerden und Trockenbleiben. Aber irgendetwas fehlte. Viele Betroffene plagten teilweise noch nach Jahren Depressionen, und sie mussten täglich neu gegen den Wunsch ankämpfen, doch wieder zu trinken.

Bill W. wollte unbedingt, dass Nährstoffe fester Bestandteil der Alkoholtherapie werden. Er stellte seine Ideen auf drei Ärztekonferenzen vor – und setzte sich fürchterlich in die Nesseln. Er hatte Königsverrat begangen und die medizinische Lehrmeinung herausgefordert. Die Ärzte hätten ihm schnell klargemacht, dass dies nicht seine Angelegenheit sei, berichtet Hoffer. Immerhin war Bill W. ja kein Arzt, sondern Aktien- und Finanzexperte. Bill W. prallte gegen eine Wand des Schweigens. Er starb wenige Jahre später. Wir kommen weiter hinten im Buch noch einmal auf ihn zurück. Sicher, das ist nur eine Anekdote. Aber es ist nur eine von vielen, nur tragen die anderen Betroffenen nicht so prominente Namen.

Nährstoffe und Sucht: Es bleibt beim Lamentieren

Wir stehen vor einem Phänomen: Es gibt viele Untersuchungen, die den Nährstoffstatus von Abhängigen genauer unter die Lupe genommen haben. Unisono kommt dabei heraus: Es fehlt an allen Ecken und Enden. Bekannt ist auch, dass Nährstoffe für eine gesunde Hirnchemie unverzichtbar sind. Nur den letzten Schritt, den haben die meisten Forscher nicht getan: den Nährstoffmangel auszugleichen. Sie belassen es beim Lamentieren.

Finnische Forscher beispielsweise haben den Folsäurestatus von Süchtigen untersucht. Es waren alle Substanzabhängigkeiten vertreten. Klares Ergebnis: Knapp der Hälfte der über zweitausend Studienteilnehmer fehlte Folsäure, zusätzliche zwanzig Prozent hatten sogar einen schweren Mangel und zwar an einem für unser Nervensystem absolut zentrales Vitamin.

Dieselbe Forschertruppe hat übrigens auch den Vitamin-D-Spiegel von Abhängigen untersucht, mit denselben niederschmetternden Ergebnissen. Vitamin D ist unverzichtbar vor allem für den Dopaminstoffwechsel, aber auch die Schilddrüse funktioniert ohne das Sonnenvitamin nicht richtig. Fehlt es, rutscht die Stimmung in den Keller.

Die Liste lässt sich fortsetzen: Alle wichtigen B-Vitamine, Mineralstoffe wie Kalzium und Magnesium oder Spurenelemente wie Zink fehlen Süchtigen häufig. Die Krux: Die entsprechenden Studien wurden erst dann durchgeführt, wenn die Betroffenen bereits so schwer erkrankt waren, dass sie Organschäden davongetragen hatten, darunter Leberzirrhose, beginnende Demenz und dergleichen. Wieder denkt niemand an die riesengroße Gruppe derer, die zwar abhängig, aber scheinbar noch gesund sind. Die Nährstofflücken aber tauchen nicht erst auf, wenn Hirn oder Leber versagen. Sie sind schon vorher da. Mit allen Auswirkungen auf das psychische und körperliche Wohlbefinden.

Es sprengt den Rahmen dieses Buches, auf alle Nährstoffe einzeln einzugehen, zu beleuchten, welche Rolle sie im Stoffwechsel spielen und wie sie dazu beitragen können, den Ausstieg aus der Sucht zu unterstützen. Sie können aber sicher sein: Von Vitamin A bis Z wie Zink sind quasi alle Nährstoffe beteiligt. In meinem Buch *Alkohol adé* tue ich das ausführlich am Beispiel der Alkoholsucht.

Ansonsten kann ich wirklich nur die hervorragenden Bücher von Dr. Ulrich Strunz empfehlen. Mehr und Besseres gibt es zu diesem Thema nirgends. Zwar geht Dr. Strunz nicht ausdrücklich auf das Thema Sucht ein, die Mechanismen sind aber immer dieselben. Seine Frohmedizin kann auch Ihnen helfen. Unterschätzen Sie die Bedeutung von Nährstoffen beim Thema Sucht nicht.

Vitamin D – der Schlüssel zum Wohlbefinden

Über Vitamin D sind schon ganze Bücher geschrieben worden und das zu Recht. Es ist zentral für unseren Körper und damit auch für unser Wohlbefinden. Doch knapp jeder Zweite hat davon zu wenig im Blut. Der Körper kann das Vitamin zwar selbst bilden, braucht dafür aber Sonne. Genauer gesagt: deren UVB-Strahlen. In unseren Breiten prasseln davon aber nur um die Mittagszeit genügend auf die Haut und das auch nur von April bis September.

Die Sonne braucht einen Einstrahlwinkel von zweiundvierzig Grad, sonst reicht es nicht für die Vitamin-D-Produktion.

Erst südlich des siebenunddreißigsten Breitengrades bekommt der Körper ganzjährig genügend Sonne, um zwölf Monate lang Vitamin D herzustellen. Das ist etwa auf der Höhe von Sizilien. In Lebensmitteln steckt zwar auch Vitamin D, aber sehr häufig stehen diese Dinge wahrscheinlich nicht auf Ihrem Speiseplan: fetter Aal oder Matjes.

Es ist übrigens ein Irrglaube, im Skiurlaub Vitamin D tanken zu können. Zwar wird man auf der Alm schön braun, das aber erledigen die UVA-Strahlen. UVB für das Vitamin D erwischen Sie auf der Skipiste kaum. Auch das Sonnenstudio hilft nicht weiter: Die Röhren produzieren ebenfalls nur UVA-Strahlen. Man kann also auf der Alm oder auf der Sonnenbank knackig braun werden und trotzdem einen kräftigen Vitamin-D-Mangel haben.

Fehlt Vitamin D, macht das nicht nur weiche Knochen, sondern geht auch kräftig aufs Gemüt. Die sogenannte Winterdepression schlägt nicht umsonst in der dunklen Jahreszeit zu – viele Menschen plagt sie sogar ganzjährig.

Etwa jeder Dritte in Deutschland hat einen Vitamin-D-Mangel, sagt das Robert Koch-Institut. Das allein ist schon viel. Bedenkt man darüber hinaus, dass die Vitamin-D-Versorgung von Abhängigen durchschnittlich noch schlechter ist, erkennt man leicht das Risiko. Auch Suchtkliniken wie die Betty-Ford-Kliniken weisen auf dieses Risiko beispielsweise bei Alkoholikern hin. Möglicherweise ist ein Vitamin-D-Mangel sogar ein echter Suchttreiber, haben Forscher herausgefunden. Demnach sank der Suchtdruck beispielsweise nach Opioiden, wenn man einen zu niedrigen Vitamin-D-Spiegel wieder anhob.

Das sind gute Gründe für Abhängige, sich das Thema einmal sehr genau anzusehen. Der Königsweg ist es, den Vitamin-D-Spiegel im Blut zu messen. Anders als bei vielen anderen Nährstoff-Werten zieht Ihr Hausarzt hier wahrscheinlich sogar mit. Eventuell müssen Sie die Messung zwar privat bezahlen, die Kosten liegen bei ca. 30 Euro. Dann wissen Sie aber, wo Sie stehen.

Vitamin D ist fettlöslich und reichert sich in der Leber an – deshalb kann man es überdosieren, wenn man es sehr lange nimmt. 10 000 I. E. (Internationale Einheiten) steigern den Vitamin-D-Spiegel im Blut um 1 ng/ml (ein Nanogramm pro Milliliter Blut). Damit erhöhen beispielsweise 60 000 I. E. den Vitamin-D-Spiegel etwa um 6 ng/ml. Geht man davon aus, dass der Vitamin-D-Spiegel anfangs im unteren Normalbereich läge (also sagen wir 20 ng/ml), so läge er später bei 29 oder 30 und damit immer noch weit von den als zu hoch geltenden Werten entfernt. Nährstoff-Papst Ulrich Strunz hält einen Wert von 80 ng/ml für ideal.

Es lohnt es sich wirklich, sich mit dem Thema Nährstoffe etwas intensiver zu befassen, denn sie können ein entscheidender Baustein sein, auch um aus der Sucht auszusteigen. Einfach, weil sie das natürliche Wohlbefinden wiederherstellen, sollten irgendwo Versorgungslücken sein. Und wer sich wohlfühlt, muss sich nicht mit Suchtmitteln künstlich stimulieren. Wer wieder Kraft spürt, hat dann auch genügend Energie, sich um den Ausstieg zu kümmern. Der ist immer noch anspruchsvoll genug. Wie gesagt: Wenn Sie es noch genauer wissen wollen, schauen Sie rüber zu Altmeister Dr. Ulrich Strunz und seine Frohmedizin, ich kann es Ihnen nur ans Herz legen. Dort finden Sie auch detaillierte Informationen zu den einzelnen Nährstoffen, ihre Funktion im Körper, zu Laborwerten und vieles mehr.

Vitamin C: Fehlt häufiger als gedacht

Skorbut – das kennen Sie aus Seefahrergeschichten. Den Haudegen fielen nach Monaten an Bord die Zähne aus, weil ihnen Vitamin C fehlte. Heute gilt die Meinung: Vitamin-C-Mangel ist in unserer Wohlstandsgesellschaft kein Thema mehr. Nur stimmt das bei Weitem nicht für alle. Das Problem: Weil man der Meinung ist, es gäbe hier kein Versorgungsproblem, schaut niemand mehr danach. Dabei zeigen Studien sehr klar, dass dieses wichtige Vitamin gar nicht wenigen Menschen fehlt. Besonders betroffen: Alkoholiker.

Richtig übel wird es auch für Raucher. Immerhin verbraucht eine Zigarette bis zu dreißig Milligramm Vitamin C. Wer eine Packung am Tag qualmt, braucht schon sechshundert Milligramm Vitamin C nur für die Kippen. Durchschnittlich nehmen wir täglich aber nur rund hundert Milligramm über die Nahrung auf. Allein hier klafft schon eine riesige Lücke. Wer gleichzeitig raucht und trinkt, bei dem entsteht schnell ein riesiges Defizit. Mehr als einmal habe ich von Klienten gehört, dass ihre Probleme mit Zähnen und Zahnfleisch sowie unerklärliche blaue Flecke plötzlich verschwunden waren, nachdem sie sich eine Zeit lang eine Extraportion Vitamin C gegönnt hatten. Das sind typische Skorbut-Symptome.

Nährstofflücken schließen

Stellt sich die Frage: Reicht es, sich gesünder zu ernähren, um eventuelle Nährstofflücken zu schließen, oder braucht es dafür Vitaminpillen? Die Antwort von Radio Eriwan: Das kommt darauf an. Und zwar darauf, wie groß die Nährstofflücken sind und wie schnell Sie diese schließen möchten. Wer beispielsweise einen viel zu niedrigen Vitamin-B12-Spiegel hat, wird es kaum schaffen, diesen über eine auch noch so ausgeklügelte Diät wieder auf Normalwerte zu bringen.

Bei wem hingegen der eine oder andere Vitamin-Blutwert nur ein wenig schläppelt, kann es durchaus allein mit einer Top-Ernährung versuchen. Wer ganz auf Nummer sicher gehen möchte, kann bestimmte Nährstoffwerte natürlich im Labor testen lassen.

Allerdings ist das dem Hausarzt etwa so lieb wie Zahnschmerzen – wenn er es (oft nach langer Diskussion) überhaupt macht, werden Sie es wohl privat bezahlen müssen.

Nährstoff-Ergänzung per Pille gehört in die Hände von Fachleuten. Das Problem: Viele Ärzte kennen sich mit dem Thema nicht wirklich aus. Sie haben es im Studium einfach nicht gelernt. Es ist trotzdem keine gute Idee, sich deshalb allein auf den Weg zu machen. Beispielsweise können Vitamine & Co Wechselwirkungen mit Medikamenten haben, die Sie vielleicht aus anderen Gründen einnehmen. Suchen Sie sich im Internet Ärzte heraus, die sich auf Nährstoffe spezialisiert haben, denn diese gibt es. Dasselbe gilt für Apotheken.

Ein Beispiel für eine Nährstoffkur

Man kann es auch pragmatisch angehen und vorbeugend eine Nährstoffkur machen. Die könnte aussehen wie folgt:

- Ein gut dosiertes Multivitaminpräparat
- Ein höher dosierter Vitamin-B-Komplex mit B1, B2, B3, B6, B12 und Folsäure. Achtung: Manche B-Komplexe enthalten das B3 (Niacin) in Form von Nikotinsäure. Wenn Sie sehr empfindlich sind, kann das zu einem sogenannten Niacinflush führen. Dann wird die Haut rot, warm, prickelt und brennt. Das geht zwar wieder vorbei, kann aber unangenehm sein. Wenn das B3 als Niacinamid im Komplex steht, passiert das nicht.
- Hoch dosierte Folsäure extra. Folsäure fehlt auch Gesunden oft.
- Flüssiges Vitamin B12 (suchen Sie nach Methylcobalamin, das ist eine super gut verwertbare chemische Form des Vitamins), das man unter die Zunge gibt (wichtig, da bei einem angeschlagenen Magen-Darm-System B12-Tabletten nicht aufgenommen werden). Haben Sie ein Alkoholproblem, genau hin-

sehen: Manche Lösungen enthalten Alkohol, es gibt sie aber auch ohne.

- Vitamin C. Ein Gramm täglich darf es sein. Vitamin C gibt es als Pulver sogar in Drogerien. Wem das zu lästig oder zu sauer ist: Nach Tabletten im Netz stöbern. Natriumascorbat ist für Säureempfindliche eine Alternative. Das ist ein Salz der Ascorbinsäure (also des Vitamin C), deshalb nicht sauer, aber für den Körper genau so gut verwertbar.
- Ein Spurenelemente-Mix mit Selen, Mangan, Jod, Zink und Kupfer
- Magnesium und Kalzium
- Vitamin D nach Messung beim Arzt. Richtwert: 10 000 I. E. täglich für einen oder maximal zwei Monate. Aber nicht länger! Manche Ärzte verschreiben bei einem Mangel sogar noch mehr, ein übliches Medikament ist das Decristol und enthält 20 000 I. E. Es ist ausschließlich auf Rezept erhältlich. Solche Riesenmengen sind ausdrücklich nur dafür da, einen starken Mangel möglichst schnell auszugleichen. Noch höhere Dosierungen können sehr gefährlich werden.

Stichwort Dosierungen: Nährstoff-Präparate unterscheiden sich in ihrer Dosierung teilweise um das Tausendfache. Während einige salopp gesagt hart an der Grenze zur Homöopathie kratzen, sind andere echte Bomben. Alles, was höher dosiert ist und Ärzte auch zur Therapie von Nährstofflücken einsetzen, ist in Deutschland apotheken-, aber nicht immer rezeptflichtig. Ausgehebelt wird das allerdings durch Online-Shops. Am Ende des Tages gilt auch hier: Beschäftigen Sie sich mit dem Thema. Allerdings glauben Sie bitte nicht Dr. Google alles blind. Im Netz steht unglaublich viel Unsinn. Häufig sogar unter den ersten Treffern. Das sind dann Seiten, die »rein zufällig« gleich auch noch Nahrungsergänzungsmittel verkaufen. Das ist ein absolutes No-Go und ein Grund, die Webseite zu verlassen.

Nicht nur Vitamine, Mineralstoffe und Spurenelemente sind wichtig. Ein dickes Plus ist auch ein guter Eiweißshake, gerne auch zweimal täglich. Eiweiße sind die Ursuppe, aus denen der Körper Nervenbotenstoffe baut. Relativ kalorienarm sind sie auch, wenn Sie ein wenig auf die Rezeptur schauen – und machen satt. Auch die veganen Pulver schmecken durchaus lecker, sind für viele sogar besser verträglich. 20 oder besser 30 Gramm Eiweiß pro Portion sind ein guter Orientierungswert. Sie können auch vielleicht sogar zusätzlich nach einem Shake suchen, der direkt aus den sogenannten essentiellen Aminosäuren besteht. Das macht es dem Körper besonders leicht und liefert die Baustoffe für Hirnbotenstoffe direkt.

Eine ziemlich gute Produktsuchhilfe für die erste Orientierung ist Amazon. Wenn Sie dort beispielsweise nach »Multivitamin hochdosiert« suchen, kommen schon ganz gute Ergebnisse dabei raus. Sie müssen dort ja nicht kaufen und können die Ergebnisse immer noch mit Ihrem Arzt oder Apotheker besprechen. Auch die Bewertungen dort helfen, gerade bei den Eiweißshakes. Es gibt ein paar, die schmecken einfach nur ekelig, ganz besonders bei den Shakes, die essentielle Aminosäuren enthalten. Übeltäter ist hier die Aminosäure Methionin. Die enthält viel Schwefel. Das ist zwar super für den Körper, schmeckt aber, als würde man dem Teufel die Füße ablecken. Deshalb müssen die Hersteller diesen Geschmack nach faulen Eiern irgendwie übertünchen. Manche schaffen es – und manche nicht. Das lesen Sie dann unverblümt auch bei den Bewertungen.

Nährstoffe mit Soforteffekt

Vitamine, Mineralstoffe & Co bringen vielen Menschen kurz- bis mittelfristig ein dickes Wohlfühlplus. Was kaum jemand weiß: Es gibt sogar einige, die bereits nach Minuten ihre Wirkung tun. Einige von ihnen könnten auch den Ausstieg aus der Sucht unterstützen.

GABA, Glycin, Taurin: Entspannung pur

Sie haben weiter vorne bereits vom entspannenden Nervenbotenstoff GABA gelesen. Das Gute ist: Diese Substanz gibt es sogar zu kaufen. Kraftsportler nutzen sie zur Entspannung nach einem harten Training. GABA ist nichts anderes als eine Aminosäure, also ein Eiweißbaustein. Und eben gleichzeitig ein entspannender Nervenbotenstoff. Deshalb gibt es GABA auch überall frei zu kaufen, es ist wie gesagt ein Eiweißbestandteil.

Im Körper entfaltet die Aminosäure eine entspannende Wirkung. Interessant ist das für alle, die Entspannungsdrogen wie Alkohol oder Cannabis nutzen und davon die Finger lassen wollen. In der ersten Zeit ohne das Suchtmittel könnte GABA dabei unterstützen. Im Forum von *Alkohol adé* gibt es mittlerweile Hunderte Berichte, dass GABA sehr gute Unterstützung leistete. Dasselbe gilt auch für die Aminosäuren Glycin und Taurin: Beide sind natürliche Eiweißbestandteile und gleichzeitig entspannende Nervenbotenstoffe.

Phenylalanin und Tyrosin: Hilfe für das Dopaminsystem

Dopamin ist quasi der Schlüssel für die Entstehung von Abhängigkeiten. Jedes Suchtmittel ist eine Art Dopaminquetsche, sorgt also für einen höheren Dopaminspiegel im Hirn. Es gibt durchaus natürliche Möglichkeiten, das Dopamin auch ohne Suchtmittel zu erhöhen. Eine davon ist, dem Körper reichlich der Dopamin-Grundbausubstanz zur Verfügung zu stellen: die Aminosäure Phenylalanin beziehungsweise Tyrosin. Tyrosin kann der Körper aus Phenylalanin herstellen. Belegt ist, dass beide Aminosäuren einen stimmungsaufhellenden Effekt haben und eine Extraportion Motivation und Antrieb liefern können. Sie unterdrücken auch das Hungergefühl. Es gibt Berichte, dass Raucher so die Gewichtszunahme nach dem Aufhören bremsen konnten.

NÄHRSTOFFE: GIBT ES NEBENWIRKUNGEN?

Nährstoffe können auch Nebenwirkungen haben. Magnesium beispielsweise kann den Magen-Darm-Trakt schon mal rumpeln lassen – Blähungen und Durchfall können auftreten.

In sehr seltenen Fällen verursacht die Aminosäure GABA circa zehn bis 15 Minuten nach der Einnahme ein leichtes Kribbeln auf der Haut. In noch selteneren Fällen kann es für zwei oder drei Atemzüge das Gefühl verursachen, schlechter Luft zu bekommen. Dieser Effekt dauert nur extrem kurze Zeit, kann einen aber erschrecken, wenn man nicht vorbereitet ist. Er hängt mit der entspannenden Wirkung des GABA zusammen. Der Effekt wird minimiert beziehungsweise ausgeschlossen, wenn man GABA nicht auf leeren Magen einnimmt. Eben weil GABA entspannt (das ist seine zentrale Funktion), kann es natürlich auch müde machen. Abends ein sehr gewünschter Effekt.

Wer Medikamente gegen Epilepsie schlucken muss, darf GABA allerdings auf keinen Fall einnehmen. Die Wechselwirkungen sind unkalkulierbar und können sehr gefährlich werden.

Eine persönliche Abschlussbemerkung. Ich selbst habe meinen Ausstieg aus dem Alkohol auch mit Nährstoffen unterstützt. Allerdings war mein persönliches Paket deutlich umfangreicher. Was Teil meines Protokolls war und vor allem warum, können Sie in meinem Buch *Alkohol adé* nachlesen.

Und nicht nur mir haben Vitamine, Mineralstoffe, Spurenelemente und Eiweiße den Ausstieg erleichtert. Entsprechendes berichten auch Hunderte von Mitgliedern im Betroffenenforum von *Alkohol adé*, die – ebenfalls unterstützt von Nährstoffen – den Ausstieg endlich geschafft haben.

Abstinenz geht durch den Magen – und den Darm

Nährstoffpillen sind natürlich keine Dauerlösung. Schon gar nicht sind sie ein Alibi dafür, weiterhin nur ungesundes Zeugs in sich hineinzustopfen. Aber keine Sorge: Niemand verlangt Radikaldiäten. Manchmal reichen schon kleine Veränderungen, um insgesamt mehr Nährstoffe auf den Teller zu bringen, ohne sich komplett zu verbiegen. Wir kommen gleich dazu.

Es geht nicht nur um Vitamine und Co. Einige frisch Abstinente rutschen in wahre Fressorgien. »Binge Eating« kann zum Problem beim Ausstieg werden. Das ist leicht erklärbar: Ein übervoller Magen mit Salzigem, Fettigem und Süßem stimuliert das Dopaminsystem. Eine klassische Suchtverlagerung. Mit ein paar Tricks lässt sich das verhindern.

Mit einer gesunden Ernährung, bei der Sie ein paar Dinge beachten, schlagen Sie mehrere Fliegen mit einer Klappe. Sie pflegt auch die Darmflora, und diese spielt – nicht lachen – auch beim Thema Sucht offenbar eine riesengroße Rolle.

Suchtküche Darm

Der Volksmund weiß schon lange, dass unser Verdauungssystem viel mit dem Gemüt zu tun hat. Immerhin schlagen uns Dinge auf den Magen, durch selbigen geht bekanntlich die Liebe, und wir tun oder lassen Dinge aus dem Bauchgefühl heraus.

Das sind alles keine leeren Sprüche. Es ist erstaunlich, was die Wissenschaft zum Thema Psyche und Darm in den letzten Jahren zutage gefördert hat. Im Fokus: das bunte Gemisch aus Bakterien, Viren, Pilzen und anderen Mikroben, die in unserem Verdauungstrakt leben. Forscher bezeichnen diese Bewohner als Mikrobiom. Die größte internationale Forschungsdatenbank Pubmed wirft beispielsweise zu den Stichworten »Mikrobiom« und »Depressionen« weit über 2000 wissenschaftliche Arbeiten aus. Zu »Mikrobiom« und »Angststörungen« gibt es mehr als 1500 Fundstellen. Vergessen Sie nicht: All das sind psychische Erkrankungen, die die Betroffenen mit Suchtmitteln kurzfristig betäuben. Oft unbewusst. Forscher haben auch die Probe aufs Exempel gemacht und Depressive mit einem Bakterien-Mix behandelt, zusätzlich zu den verordneten Antidepressiva. Klares Ergebnis: Den Patienten ging es mit dem Mikroben-Mix deutlich besser, der Effekt setzte nach vier bis acht Wochen ein.

Sogar zu den Begriffen »Sucht« und »Mikrobiom« spuckt die Suche mehrere Hundert Forschungsergebnisse aus. Die meisten zum Thema Essstörungen. Aber es sind auch Arbeiten dabei, die belegen, dass die Zusammensetzung der Darmflora auch bei anderen Süchten eine Rolle spielt. Schauen wir uns den Zusammenhang zwischen Darm und Hirnchemie mal genauer an.

Unser Darm ist viel mehr als nur ein Abflussrohr. In Dünn- und Dickdarm tummeln sich rund 100 Billionen (das ist kein Schreibfehler) Mikrobenzellen, der menschliche Körper selbst besteht aus etwa »nur« 75 Billionen. Etwa fünfhundert Mikroorganismen-Arten sind heute bekannt, die auf und vor allem in uns leben. Forscher meinen allerdings, damit kenne man noch nicht einmal die Hälfte. Unsere Mitbewohner wiegen circa zwei Kilogramm. Ja, richtig gelesen: Zwei Kilo Bakterien tragen Sie mit sich herum.

In der Mikrobenmasse stecken bis zu hundertmal mehr Erbinformationen als im menschlichen Erbgut. Die Wechselbeziehungen der Mikroorganismen untereinander und auch ihre Wirkung auf den Menschen ist so komplex, dass man überhaupt erst anfängt, das Ganze zu verstehen. Deshalb hat die US-amerikanische Gesundheitsbehörde das Projekt »Human Microbiome« gestartet. Man möchte herausfinden, wie dieses eigene Universum funktioniert und welche Auswirkungen es auf uns hat, wenn dort mal was schiefläuft. Nicht umsonst sprechen Forscher heute von einem eigenen Organ, wenn sie die Mikrobenmasse in unserem Darm meinen.

Einiges weiß man schon. Darm-Mikroorganismen helfen bei der Verdauung, stellen Vitamine und andere wichtige Nährstoffe her, machen das Immunsystem fit und helfen bei der Abwehr schädlicher Keime. Wer mit einem guten Keim-Mix im Darm gesegnet ist, wird sehr wahrscheinlich glücklich und gesund steinalt.

Schwierig wird es, wenn zu viele unerwünschte Keime im Darm leben. Einige von ihnen behindern beispielsweise die Herstellung von Vitaminen, andere unterdrücken die Bildung von Serotonin oder GABA. Denn beide Nervenbotenstoffe werden auch im Darm gebildet. Auch auf das Dopaminsystem haben Darmkeime einen großen Einfluss, im Extremfall können sie das gesamte Belohnungssystem kräftig durcheinanderwirbeln. Sie merken, wie komplex das Thema ist und wie viel es mit der Entstehung von Sucht zu tun hat.

MIKROBEN NEHMEN MÄUSEN ANGST VOR KATZEN

Ein fast gespenstisches Beispiel dafür, wie Mikroben das Verhalten von Lebewesen steuern können, sind die sogenannten Toxoplasmen. Das sind einzellige Parasiten. Diese Krankheitserreger brauchen für ihren Lebenszyklus gleich zwei Wirte. Kleine Lebewesen wie Mäuse oder Vögel (dort reifen sie heran) und den sogenannten Endwirt, die Katze. Genauer: den Katzendarm. Dort vermehren sie sich. Somit hat der Parasit ein Ziel: Der Vogel oder die Maus muss von der Katze gefressen werden. Und dafür sorgt er. Forscher konnten nachweisen, dass Toxoplasmose-infizierte Mäuse ihre Angst vor Katzen nicht nur verlieren, sondern – konfrontiert man sie mit Katzenurin – deren Nähe geradezu suchen. Ein Schnäppchen für jedes Katzentier. Es ist Forschern gelungen, im Detail zu zeigen, wie der Parasit die Hirnchemie der Maus so verändert, dass sie keine Angst mehr vor ihrem Fressfeind empfindet. Eine einzige Zelle manipuliert ein höheres Lebewesen, sodass es freudig ins Maul des Löwen rennt. Ein wenig gruselig ist das schon, oder?

Etwas weiter vorne haben Sie bereits den Entspannungsbotenstoff GABA kennengelernt. Und Sie wissen auch, dass Suchtmittel wie Alkohol diesen imitieren. Wer zu wenig GABA hat, fühlt sich gestresst und greift deshalb auch leichter zum Glas oder zum Joint. Glücklich kann sich deshalb schätzen, wer beispielsweise das Milchsäurebakterium Bifidobacterium adolescentis im Darm beherbergt. Es produziert reichlich GABA und ist damit ein eingebauter Entspannungskeim. Forscher haben einen interessanten Zusammenhang gefunden: Je mehr dieses Keimes im Darm vorhanden ist, umso geringer ist das Risiko für Angststörungen oder Depressionen – beides riesige Suchtfallen. Je weniger Keime, umso häufiger diese psychischen Erkrankungen. Und das ist nur ein Beispiel von sehr vielen.

Das Thema Sucht und Darmkeime fängt gerade an, sich wissenschaftlich zu etablieren. Ein irisches Forscherteam hat akribisch den aktuellen Stand der Forschung zusammengetragen. Es wäre zu viel, die Zusammenhänge zwischen spezifischen Darmkeimen und ihrer Funktion bei der Suchtentstehung nachzuzeichnen. Allein angesichts der ganzen Bakteriennamen schlagen Sie das Buch zu. Hier die Kernaussagen der Forscher:

Das Mikrobiom spielt eine große Rolle im gesamten Dopamin-Stoffwechsel. Bestimmte Keime können diesen stören. Damit könnten sie auch eine Mitschuld an der Entstehung von Sucht tragen.

Suchtmittel verändern das Mikrobiom, jedes auf seine Weise.

- Alkohol:
  Alkoholkonsum führt zur Überwucherung des Dünndarms mit unerwünschten Darmkeimen, die Veränderungen gehen einher mit verstärkter Impulsivität – ein Risikofaktor bei der Suchtentstehung und -verschlimmerung. Der mögliche Grund: Die unerwünschten Darmkeime verändern die Dopamin-Rezeptoren im Gehirn. Alkohol zerstört auch die natürliche Barriere des Darmes, macht ihn quasi löchrig. Dies zusammen mit einer ungünstigen Darmflora begünstigt das Craving, also den Wunsch zu trinken.

- Psychostimulanzien (Kokain, Amphetamine, MDMA):
  Wer von Psychostimulanzien abhängig ist, hat ein spezielles Bakterienspektrum, das von der Norm abweicht. Pikant: Mäuse, die mit Antibiotika behandelt wurden, hatten mehr Appetit auf Kokain, schreiben die Forscher.

- Zigaretten
  Auch Raucher zerschießen sich ihr Darmsystem. Durch den

Zigarettenrauch bekommen in Mund- und Rachenraum nachteilige Mikroorganismen die Oberhand. Von dort gelangen sie mit Speichel und Speisebrei in den Magen. Typische Raucherrisiken wie Herz-Kreislauf-Erkrankungen sind zumindest teilweise auf genau diese schlechten Keime zurückzuführen, meinen einige Forscher.

- Opiate (Heroin, Morphium, Schmerzmittel)
  Opiate verändern das Mikrobiom, aber nicht nur das. Forscher haben auch herausgefunden, dass bestimmte Darmkeime und ihre Stoffwechselprodukte eine große Rolle dabei spielen, wie stark Opiate auf das Belohnungssystem wirken. Kurz: Wer mehr dieser Keime hat, hat ein höheres Risiko, abhängig zu werden. Opiate richten im Darm aber noch mehr an. Sie zerstören wie Alkohol die natürliche Barriere und machen den Darm löchrig. Und zwar derart, dass sogar Bakterien aus dem Darm in den Körper gelangen können. Eine hochgefährliche Situation.
  Auch andere Substanzen gelangen so in den Körper, die dort nicht hingehören und Entzündungen auslösen. Dafür reicht offenbar bereits ein relativ kurzer Zeitraum aus. Da Morphine und morphinähnliche Substanzen häufig gegen Schmerzen verordnet werden, ist es ein alarmierendes Ergebnis.

Hinter dieser Forschung steht eine große Frage, die Wissenschaftler auch immer wieder am Ende ihrer Publikationen stellen: Kann es sein, dass ein angeschlagenes Darm-Ökosystem sogar eine primäre Suchtursache ist? Bleiben vielleicht einige Menschen wegen ihrer Darmbewohner an Glas, Kippe oder Nadel hängen und andere können »mal ein Glas trinken« oder haben gar keinen Hang zu stimmungsverändernden Substanzen?

SO UNTERHÄLT SICH DER DARM MIT DEM GEHIRN

Der Magen-Darm-Trakt hat ein eigenes Nervengeflecht, das aus rund hundert Millionen Zellen besteht. Damit ist es größer als das Nervensystem im Rückenmark. Das Darm-Nervengeflecht besteht aus den gleichen Zellen wie das Gehirn, nutzt die gleichen Botenstoffe, und auch die Rezeptoren sind dieselben. Das ist auch kein Wunder, denn sie entstammen einer gemeinsamen Wurzel: der sogenannten Neuralleiste des Embryos. Wächst der Fötus heran, teilt sich diese auf: Der eine Teil wandert in den Kopf, der andere in den Darm. Ihr Verbindungskabel ist der sogenannte Vagusnerv. Er ist die Standleitung zwischen Kopf- und Bauchgehirn. Dabei ist das Darmhirn die größere Quasselstrippe: Neunzig Prozent der Informationen gehen von ihm zum Gehirn, nur zehn Prozent in die andere Richtung.

Achtung: Fructose, Milchzucker und Gluten

Experten schätzen, dass vierzig Prozent aller Mitteleuropäer ein Problem mit Fruchtzucker haben: Sie können ihn nicht richtig verdauen. Oft allerdings wissen sie das nicht einmal. Das ist deshalb ein Problem, weil sich unverdauter Fruchtzucker im Darm mit der Aminosäure Tryptophan verbindet und diese damit für den Körper unbrauchbar macht. Da Tryptophan aber der Rohstoff für den Glücksbotenstoff Serotonin ist, fehlt dieser dann. Depressionen schlagen zu – und damit steigt auch das Risiko, an einem Suchtmittel kleben zu bleiben.

Wer Fruchtzucker nicht verträgt, hat auch ein recht hohes Risiko, mit Gluten und Milch nicht klarzukommen. Das kann sogar lange unbemerkt bleiben. Wenn Sie den Verdacht haben, hier könnte bei Ihnen was im Argen liegen – testen Sie es aus. Morgens auf nüchternen Magen einen halben Liter Apfelsaft trinken und schauen, was passiert. Gurgelt es im Bauch, er bläht sich auf und Sie bekommen Durchfall, wissen Sie Bescheid. Dasselbe gilt für Milchzucker. Den gibt es im Drogeriemarkt zu kaufen. Morgens auf nüchternen Magen testen und warten, was passiert. Gluten ist ein wenig komplexer. Dazu müssten Sie mal ein paar Tage konsequent glutenfrei essen, um sich dann beispielsweise eine dicke Portion Pasta schmecken zu lassen. Das Gute ist: Der Darm meldet sich bei allen drei Unverträglichkeiten recht umgehend und wird Ihnen so mitteilen, dass Sie hier ein Thema haben.

Es ist offensichtlich: Unser Darm verdient mehr als nur ein wenig Aufmerksamkeit, wenn es um den Ausstieg aus der Sucht geht. Und zwar auch, wenn man eigentlich meint, da unten sei alles im grünen Bereich. Unerwünschte Darmbakterien verursachen nicht zwingend Symptome wie Durchfall oder Blähungen. Das Gute ist: Ein wenig Darmpflege ist immer gut. Egal, ob das Mikrobiom nun Suchttreiber ist oder nicht. Eine gute Darmbesiedlung trägt enorm zum Wohlbefinden bei.

So schwer ist es nebenbei gar nicht, ein paar günstige Mikroben dort unten anzusiedeln. Einerseits kann man diese heute sogar als Nahrungsergänzungsmittel schlucken, zweitens lassen sich die kleinen Freunde wunderbar mit einer gesunden Ernährung füttern. Futter für gute Darmbakterien ist auch reich an Nährstoffen – von daher schlagen Sie dann gleich zwei Fliegen mit einer Klappe. In seinem Buch *77 Tipps für einen gesunden Darm* erklärt Dr. Ulrich Strunz auf den Punkt, wie man erkennt, ob der Darm gesund ist, wie man ihn heilt, pflegt und gesund erhält. Ich kann es Ihnen wirklich nur ans Herz legen. Vernachlässigen Sie das Thema auf keinen Fall.

Blutzuckerspiegel als Rückfall-Falle

Auch wenn es auf den ersten Blick ungewöhnlich erscheint: Das Thema Sucht hängt eng mit unserem Blutzuckerspiegel zusammen. Fast alle Suchtmittel torpedieren ihn – und treiben so indirekt die Sucht weiter an. Ein ausgeglichener Blutzuckerspiegel ist deshalb ein sehr guter Rückfallschutz. Aber der Reihe nach.

Essen wir etwas Süßes, geht der Zucker ins Blut über. Dann springt das Insulin an und befördert ihn in die Körperzellen, damit er dort entweder verbrannt oder in Fett umgewandelt und eingelagert wird. Kommt kein Zuckernachschub über die Nahrung, springt die Leber ein. Sie hat Zuckerreserven eingelagert und gibt diese dann ins Blut ab. So bleibt in einer idealen Welt der Blutzuckerspiegel immer schön ausgeglichen. Das ist auch gut so, denn sackt er zu tief, schlägt der Körper Alarm. Dann fühlen wir uns gestresst, unruhig, fahrig, können uns nicht mehr konzentrieren, manche Menschen werden dann fürchterlich gereizt. Kurz: Wir fühlen uns gruselig. Wer abhängig ist, kennt die schnelle Hilfe gegen die Misere: einen Drink, eine Kippe, ab vor den Computer oder das Handy. Nur das fahrige Unwohlsein irgendwie übertünchen. Das diktiert die Suchtautobahn im Gehirn.

Die wenigsten Betroffenen wissen, dass hinter ihrem Unwohlsein eigentlich ein zu niedriger Blutzuckerspiegel steckt, und schieben es auf ihre »Psyche«. Das betrifft viel mehr Menschen, als man denkt. Quasi alle Alkoholabhängigen laufen chronisch unterzuckert durch die Welt, genau gesagt sind es fünfundneunzig Prozent. Alkohol zerstört die normale Blutzuckerregulation, aber nicht nur er.

Nikotin hebt den Blutzuckerspiegel zwar an, sorgt aber auch dafür, dass die Körperzellen für das Insulin quasi taub werden. Bedeutet: Die Energie kommt nicht dorthin, wo sie verbrannt werden soll – der Betroffene fühlt sich ständig schlapp und müde. Viele rauchen dann eben »eine mehr«, um doch noch Energie aus sich herauszuholen.

Auch regelmäßige Kiffer treiben ihren Blutzuckerspiegel in den Wahnsinn. THC macht Hunger. Die berühmt-berüchtigten »Munchies« scheuchen Cannabis-Nutzer stracks zum Kühlschrank. Manche können kaum noch aufhören zu futtern, egal was. Klar, dass dann der Blutzuckerspiegel in die Höhe schießt. Wenn dieser aber eines nicht mag, dann sind es Achterbahnfahrten. Was hoch hinauf geht, fällt genauso steil wieder ab.

Psychostimulanzien wie Kokain oder Amphetamine unterdrücken das Hungergefühl und damit die Sensibilität dafür, dass es jetzt an der Zeit wäre, den Blutzuckerspiegel durch eine Mahlzeit wieder anzuheben.

Selbst stoffungebundene Süchte beeinflussen den Blutzuckerspiegel negativ. Ganz einfach deshalb, weil der Süchtige über dem Konsum das Essen entweder ganz vergisst oder zu Schokolade, Chips und Fast Food greift. Auch das zerschießt den Blutzuckerhaushalt.

Das Blutzuckerproblem bei Abhängigen ist riesengroß, sorgt für unzählige Rückfälle und spielt trotzdem in der heutigen Suchtbehandlung keine Rolle. Dabei wäre Abhilfe so einfach: Über eine angepasste Ernährung und einen Trick.

Blutzucker – so können Sie sich helfen

Denken Sie bitte nicht, das Thema Blutzucker beträfe Sie nicht. Wenn Sie in irgendeiner Form abhängig sind, ist die Wahrscheinlichkeit dafür ziemlich hoch. Das können Sie leicht herausfinden. Wenn sich das nächste Mal der Wunsch nach Alkohol, einer Zigarette oder sonst einem Suchtmittel rührt, essen Sie Traubenzucker. Der schießt direkt ins Blut. Beobachten Sie sich: Lässt der Suchtdruck circa eine Viertelstunde später nach? Wenn ja, haben Sie die Antwort und einen wichtigen Schlüssel in der Hand. Natürlich ist Zuckerfuttern keine Dauerlösung, aber Sie wissen dann: Hier liegt was im Argen.

Eine gute Unterstützung bei Blutzuckerproblemen bietet die Aminosäure Glutamin. Sie liefert direkt Energie, lässt aber den Insulinspiegel weitgehend unangetastet. Leistungssportler haben Glutamin schon lange für sich entdeckt. Es gibt die Aminosäure in fast jeder Muckibude zu kaufen.

Glutamin hilft, den Blutzuckerspiegel wieder zu stabilisieren. Heißhunger und Fressattacken werden weniger, man isst regelmäßiger und insgesamt weniger. Doppelbonus: Das macht sich oft auch auf der Waage bemerkbar. Und: Glutamin pflegt den Darm. Wer also feststellt, Probleme mit dem Blutzuckerspiegel zu haben, tut sich mit einer Extraportion Glutamin zwei-, dreimal am Tag etwas wirklich Gutes. Das verhindert Unterzuckerung, Stimmungslöcher – und bietet so einen echten Rückfallschutz.

Die Anti-Sucht-Diät: Unterstützung für die Abstinenz

Es gibt sie wirklich: Die Ernährung, die einen Suchtausstieg erleichtert. Entwickelt hat sie der amerikanische Ernährungswissenschaftler Dr. David A. Wiss. Sein Konzept ist praxiserprobt, Wiss arbeitet seit vielen Jahren mit Suchtpatienten.

Eine Anti-Sucht-Diät …

- ist reich an Vitaminen, Mineralstoffen und Spurenelementen.
- enthält viel hochwertiges Eiweiß.

- liefert nicht zu viele, aber dafür gute und gesunde Fette.
- heilt und pflegt den Darm und seine Bewohner.
- hält den Blutzuckerspiegel konstant.
- umfasst mindestens drei Liter eines kalorienarmen Getränkes täglich, am besten Wasser.
- verzichtet auf Fertigprodukte.

Eine Anti-Sucht-Diät ist nicht dazu gedacht, Gewicht zu verlieren. Sollten Sie mit dem Gedanken spielen, mit Ihren Suchtmitteln auch noch ein paar Kilo loszuwerden, schlagen Sie sich das bitte aus dem Kopf. Abnehmen bedeutet für den Körper Stress. Und den brauchen Sie nun wirklich nicht, wenn es ums Aufhören geht. Außerdem sinkt ein Blutzuckerspiegel bei Abnehmdiäten, soll er ja auch, sonst purzeln die Pfunde nicht. Sie haben aber gerade gelesen, wie sehr ein niedriger Blutzuckerspiegel das Rückfallrisiko steigert. Also: Alles steht ganz im Zeichen des Ausstieges, das Abnehmen kann warten. Ziemlich wahrscheinlich werden Sie ohnehin Gewicht verlieren, wenn Sie Ihr Leben auf suchtfrei umstellen.

—— AUFGABE ——

BESTANDSAUFNAHME ERNÄHRUNG UND NÄHRSTOFFE

Denken Sie daran: Abstinenz bedeutet nicht: Alles wie immer, nur ohne Konsum. Das fängt bereits bei der Ernährung an. Machen Sie deshalb eine ehrliche Bestandsaufnahme. Wie sieht Ihre Ernährung wirklich aus? Schreiben Sie detailliert auf, was Sie essen und wann. Gehen Sie die einzelnen Mahlzeiten durch, vergessen Sie auch die Getränke (Menge!) nicht und vor allem: Lügen Sie sich bei Snacks und Süßigkeiten nicht in die Tasche. Erstellen Sie ab jetzt für eine Woche ein Ernährungstagebuch. Dabei hilft Ihnen Ihr Handy: Jedes Mal, wenn Sie etwas essen oder trinken, notieren Sie das.

Sie wissen garantiert genug darüber, wie eine gesunde Ernährung eigentlich aussehen muss. Nur bringt es wenig, sich für die Zukunft Dinge vorzunehmen, die von vornherein unrealistisch sind. Brokkoli-Verächter werden das gesunde Gemüse kaum mehr als einmal anfassen, wer Milch verabscheut, bekommt auch beim besten Willen einen eiweißreichen Quark nicht runter. Wen Vollkornbrot an Schuhsohlen erinnert, der bleibt bei Baguette, komme, was da wolle. Wer beruflich voll eingespannt ist, wird sich wohl kaum dreimal am Tag frische Mahlzeiten zubereiten können.

Ein schlauer Ernährungsplan ist gefragt, der Ihre Ernährungs- und Lebensgewohnheiten berücksichtigt und trotzdem mehr Nährstoffe enthält, den Blutzuckerspiegel nicht Achterbahn fahren lässt und den Darm wieder auf Vordermann bringt. Hier ein paar Ideen.

Frühstück

Ein gutes Frühstück ist wichtig. Wenn Sie aber nun mal morgens nichts runterbekommen, dann wird sich daran auch bei besten Vorsätzen wenig ändern lassen. Aber statt nur mit einem Kaffee aus der Tür zu gehen (der Sie garantiert wenig später ins erste Blutzuckerloch fallen lässt): Wie wäre es mit einem Eiweißshake oder/und einem Smoothie? Ideal wäre auch eine Portion Flohsamen, geschroteter Leinsamen oder Chia. In Wasser einrühren und schnell runterschlucken. Das sind perfekte Quell- und Ballaststoffe. Sie sorgen für einen ausgeglichenen Blutzuckerspiegel und sind Futter für gute Darmbakterien. Achtung: Eben weil Leinsamen & Co im Darm sehr stark quellen, müssen Sie reichlich trinken, am besten Wasser. Sonst droht Verstopfung und schlimmstenfalls sogar ein Darmverschluss.

Wichtig: Sollten Sie sich für eine Vitaminkur mit Nahrungsergänzungsmitteln entschieden haben, nehmen Sie diese nie auf leeren Magen. Vor allem B-Vitamine sind ohne zusätzliche Magenfüllung ein Garant für elende Übelkeit.

Zwischenmahlzeiten einplanen

Bevorraten Sie sich mit Nüssen oder Proteinriegeln. Stellen Sie sich einen Timer: Spätestens gegen elf Uhr ist mindestens ein solcher Snack dran. Oder eben dann ein spätes Frühstück.

Das Nachmittagsloch

Wann auch immer Sie Mittag essen: Gegen fünfzehn Uhr wird es für die meisten kritisch. Das Blutzuckerloch am Nachmittag droht, auch wenn Sie es vielleicht nicht einmal merken. Jetzt ist nicht der nächste Kaffee fällig, sondern ein Snack. Am Anfang darf der sogar mal aus was Süßem bestehen, besser wären natürlich wieder Nüsse, ein Quark oder dergleichen.

Sie kennen sich selbst am besten. Ernährungstipps, die Ihren Gewohnheiten und Ihrem Geschmack komplett entgegenstehen, haben langfristig keine Chance. Trotzdem können und sollten Sie etwas verändern, dabei ist Planung wirklich das A und O. Erstellen Sie also ein festes Programm mit Zielen, wann Sie essen, lassen Sie sich von Ihrem Handy daran erinnern und bevorraten Sie sich mit gesunden (besser: gesünderen) Dingen, die Sie auch wirklich essen. Sich auf der Arbeit darauf zu verlassen, dass Sie »schon irgendwas finden«, geht garantiert schief und lässt Sie in den alten Trott verfallen.

Also: Was essen Sie gerne, das gleichzeitig mehr Nähr- und Ballaststoffe enthält? Bevorraten Sie sich, besorgen Sie entsprechende Aufbewahrungsboxen, die Sie auch mit zur Arbeit nehmen können. Das Internet bietet Ihnen reiche Auswahl. Manchmal sind es die kleinen Dinge, die einen Riesenunterschied machen. Und natürlich gibt es gerade zum Thema Ernährung eine schier unendliche Menge an Tipps und Ratgebern, die überquellen vor Rezepten für jeden Geschmack und auch gute Ideen liefern, wie man sich unterwegs gut versorgen kann.

Als Letztes: Haben Sie gerade in der ersten abstinenten Zeit immer was Süßes bei sich. Am besten Traubenzucker. Meldet sich der Suchtdruck, steckt dahinter häufig schlicht ein zu niedriger Blutzuckerspiegel. Traubenzucker ist Ihre Waffe dagegen.

Schlafend suchtfrei

Mal ehrlich: Wann sind Sie das letzte Mal nach einer komplett durchschlafenen Nacht frisch und ausgeruht aus dem Bett gesprungen? Wenn Sie ein Suchtproblem haben, ist das garantiert schon eine ganze Weile her. Dabei hilft »das Gläschen zur Nacht« doch angeblich, möglichst rasch einzuschlafen, auch ein Joint soll müde machen. Das stimmt auch. Aber danach läuft nichts mehr wie von Mutter Natur vorgesehen.

Dass aufputschende Suchtmittel den Schlaf torpedieren, muss man wohl nicht extra erwähnen. Wer nächtelang vor dem Computer zockt oder Pornos schaut, muss ebenfalls nicht weiter darüber nachdenken, warum er ständig müde ist.

Übrigens: Auch Kaffee ist ein Schlaftorpedo. Zwar haben wir vorne festgestellt, dass Kaffee selbst nicht süchtig macht, aber wer wirklich abhängig ist – von was auch immer – und viel Kaffee trinkt, um seine Dauermüdigkeit in Schach zu halten, hat im Kaffee einen fatalen Freund und treibt sich so immer tiefer in die Sucht.

Schlechter Schlaf ist für Süchtige ein Riesenproblem. Schlaf und Sucht sind an zwei Enden verknüpft: Wer schlecht schläft, rutscht leichter in die Sucht. Wer süchtig ist, schläft schlecht. Schlechter Schlaf erschwert auch den dauerhaften Ausstieg. Obwohl es eine Tonne an wissenschaftlichen Belegen dafür gibt, kümmern sich Suchttherapeuten nicht oder nur sehr selten darum, ob ihre Patienten auch gut schlafen.

Schlaf ist ja viel mehr als nur acht Stunden Augen zu. Im Schlaf regeneriert sich der Körper, wichtige Stoffwechselprozesse laufen ab und bereiten uns auf den nächsten Tag vor. Aber nur, wenn nichts dazwischenpfuscht.

Gesunder Schlaf hat seinen Rhythmus

Alles läuft nach dem immer gleichen Programm. Wird es dunkel, werden wir müde. Sobald kein natürliches Licht mehr auf die Netzhaut trifft, bildet der Körper das Schlafhormon Melatonin. Gleichzeitig wirft er die Produktion einer ganzen Reihe entspannender Nervenbotenstoffe an. Aufreger wie das Glutamat treten von der Bühne ab. Ist der körpereigene Schlaf-Mix angerührt, sinkt der Puls, die Muskeln entspannen sich, und schließlich fallen uns die Augen zu.

Die Einschlafphase dauert etwa zwanzig Minuten und ist ein Zustand zwischen Wachsein und Schlaf, auch wenn Sie bewusst schon nichts mehr wahrnehmen. Gefühlt schlafen Sie schon. Während dieser Einschlafphase bereitet der Körper die nächsten Schritte vor, damit Sie in den eigentlichen Schlaf gleiten. Er produziert noch mehr Melatonin. Dieses Schlafhormon sorgt dafür, dass wir zwischen den einzelnen Schlafphasen nicht aufwachen.

Schlaf besteht aus einem ständigen Wechsel zwischen Traum- und Tiefschlafphasen, Schlafforscher nennen diese Phasen auch REM-Phase und Non-REM-Phase. REM steht für »rapid eye movement«, Englisch für »schnelle Augenbewegung«. Man hat beobachtet, dass sich die Augen des Schläfers in den Traumphasen teilweise heftig bewegen. Alle Schlafphasen sind gleich wichtig, um am nächsten Morgen erfrischt aufzuwachen.

Nach der Einschlafphase gleitet der Körper direkt in die erste Tiefschlafphase, aus der er dann in eine kurze Traumphase übergeht – um gleich danach in die nächste Tiefschlafphase zu fallen. Ungefähr gegen zwei Uhr nachts sind diese beiden Schlafphasen beendet. Danach wechseln sich Tiefschlaf- und Traumphasen ab, allerdings wird der Schlaf mit jedem Zyklus flacher – bis wir am Morgen dann aufwachen.

Wenn wir schlafen, bedeutet das noch lange nicht, dass auch unser Organismus auf Stand-by schaltet. Ganz im Gegenteil. Er nutzt die Zeit der Ruhe, um kräftig aufzuräumen. Dazu braucht er vor allem eine Substanz, die der Körper während des Schlafes bildet: das sogenannte Wachstumshormon. Ein etwas merkwürdiger Name, denn weder werden wir im Schlaf größer noch breiter. Das Hormon ist ein wahrer Alleskönner. Es sorgt dafür, dass Haut und Nerven sich regenerieren, es baut Fett ab, Muskelmasse auf, stärkt das Immunsystem, feuert den Hormonhaushalt an – die Hitliste ist schier endlos. Ist der Schlaf gestört, wird das Wachstumshormon nicht mehr ausreichend gebildet. Mit entsprechenden Folgen für den Körper.

Schlafentzug ist nicht umsonst eine Foltermethode. Dabei lässt man den Misshandelten entweder überhaupt nicht schlafen, oder man weckt ihn ständig und stört dadurch den Schlafrhythmus. Schon bald werden die Gefolterten nervös, depressiv, können nicht mehr klar denken. Ähnliches treiben Abhängige mit ihrem Schlaf. Suchtmittel stören den Schlafrhythmus – langfristig mit genau denselben Auswirkungen auf die Gesundheit wie die Foltermethode Schlafentzug.

Läuft der Schlaf nicht ab wie natürlich vorgesehen, hat der Körper keine Chance, seine natürlichen nächtlichen Aufgaben zu erfüllen. Die Folge: dauerhafte Erschöpfung, Müdigkeit und Konzentrationsprobleme. Das schlaucht völlig. Der Betroffene will der depressiven Kaputtheit entfliehen, greift wieder zum Suchtmittel, und das nächtliche Drama geht von vorne los.

Auf Dauer zerstören viele Suchtmittel sogar das, was Forscher unsere innere Uhr nennen. Dieses ausgeklügelte System sorgt normalerweise dafür, dass wir während des Tages unsere Leistungshochs haben, gegen Nachmittag auch gerne mal ein wenig müde werden, um dann noch einmal ein paar Stunden Gas zu geben.

Forscher haben herausgefunden, dass sich diese innere Uhr bei vielen Süchtigen dauerhaft verschiebt. Sie fühlen sich tagsüber so müde, als hätten sie gerade einen Transatlantikflug hinter sich, drehen in den Abendstunden dafür aber auf. Nichts läuft mehr, wie es eigentlich sein sollte.

Solche Schlafstörungen verfolgen viele Süchtige auch noch, wenn sie schon länger abstinent sind. Forschungen haben eines sehr deutlich gezeigt: Ein kaputter Schlaf ist auf Dauer eines der größten Risiken für einen Rückfall, auch noch nach Jahren. Irgendwie auch kein Wunder. Wer sich ständig grausig fühlt, weil er vielleicht sogar schon jahrelang nicht mehr richtig geschlafen hat, der greift leichter wieder zu.

—— AUFGABE ——

SORGEN SIE FÜR EINEN GUTEN SCHLAF

Die gute Nachricht ist: Sie können viel dafür tun, schon bald wieder gut und erholsam zu schlafen. Das fängt bei einer guten Schlafhygiene an.

Gehen Sie jeden Tag zur gleichen Zeit ins Bett und stehen Sie morgens um die gleiche Zeit auf. Das bringt den biologischen Takt zurück und ist deshalb enorm wichtig. Ritualisieren Sie mindestens eine halbe Stunde vor dem Zubettgehen. Tun Sie immer dasselbe, in immer derselben Reihenfolge. Auch hier spielt das Thema Neuroplastizität eine Rolle. Ihr Gehirn lernt schnell: »Wenn dies und das passiert, geht es bald ins Bett«, und fährt schon mal runter. Ein warmes Bad mit beruhigenden Essenzen oder eine warme Dusche sind eine gute Idee. Warm, aber nicht heiß!

Der Magen soll nicht zu voll sein, aber auch nicht leer, wenn Sie ins Bett gehen. Faustregel: Drei Stunden vor dem Schlafen keine größeren Mahlzeiten mehr, direkt vor dem Schlafengehen durchaus noch einen kleinen Snack. Aber nichts Süßes oder etwas, das schnelle Kohlenhydrate enthält. Sonst erwischt Sie das Blutzuckerthema im Schlaf – und auch das stört ihn gewaltig. Ein Joghurt und ein paar Nüsse sind beispielsweise eine gute Idee.

Kein Alkohol vor dem Schlafengehen. Auch wenn Alkohol »eigentlich« nicht Ihr Suchtmittel ist: Finger weg! Schon wenig Alkohol zerschießt den Schlafrhythmus komplett. Der Schlummertrunk ist eine Lüge.

Rauchen Sie nicht mehr nach neunzehn Uhr. Sie haben weiter vorne gelesen, wie Nikotin Ihre Hirnchemie auf den Kopf stellt. Dass man so nicht ordentlich schlafen kann, ist logisch. Werden Sie mittags schläfrig, geben Sie dem ruhig nach. Aber schlafen Sie nicht mehr als eine halbe Stunde. Sonst sind Sie am Abend nicht ausreichend müde.

Sport ist zwar super, aber nicht mehr nach achtzehn Uhr. Wer sich körperlich auspowert, treibt kurzfristig die Stressbotenstoffe im Körper hoch. Das ist zwar normal, aber für den gesunden Schlaf ein No-Go. Gegen leichte Bewegung wie einen Spaziergang spricht hingegen überhaupt nichts. Im Gegenteil.

Schaffen Sie sich eine angenehme Schlafumgebung. Sollten Sie zu den Menschen gehören, die ihren Arbeitsplatz ins Schlafzimmer verlegt haben, ist dringend Änderung geboten. Computer, Bildschirme, Drucker und dergleichen gehören nicht dorthin. Das gilt auch und insbesondere für einen WLAN-Router, für einen Fernseher sowieso. Ja, es kann aufwendig sein, das alles zu ändern. Aber Ihr gesunder Schlaf sollte Ihnen das wert sein. Wo ein Wille ist, ist auch ein Weg. Geht nicht, gibt's nicht.

Tablet und Handy haben auf Ihrem Nachttisch nichts verloren, die können genauso gut im Wohnzimmer übernachten. Wenn Sie zum Einschlafen lesen möchten, gerne. Aber dann greifen Sie zum guten alten Buch. Weckt Ihr Handy Sie normalerweise morgens, ist das immer noch keine Ausrede, es am Bett zu haben. Kaufen Sie sich so einen richtig schönen Old-School-Wecker, der nichts kann außer die Zeit anzeigen und klingeln. Aber ticken darf er nicht.

Sorgen Sie für Ordnung im Schlafzimmer und frische Luft. Wichtig: Das Zimmer muss möglichst dunkel sein. Lichtreize von außen, etwa durch Straßenlaternen oder Nachbarhäuser, sollten möglichst nicht ins Innere dringen. Sollten Sie keine Jalousie haben: Es gibt für kleines Geld komplett abdunkelnde Innenrollos, die ohne Bohren oder Kleben am Fenster zu befestigen sind.

Nehmen Sie mal Ihr Bett genau unter die Lupe. Ist das Kopfkissen wirklich noch gut oder doch eher ein Nackenschmerzengarant und eigentlich noch von Oma? Ist die Decke frisch und nicht zu warm? Tipp: Sollten Sie zu den unruhigen Geistern gehören, beschäftigen Sie sich mal mit dem Thema Gewichtsdecke. Das sind extra schwere Decken, oft gefüllt mit kleinen Glasperlen. Viele Menschen empfinden das als angenehm, sie fühlen sich gehalten und schlafen damit besser.

Haben Sie Einschlafschwierigkeiten, machen Sie sich mit der progressiven Muskelentspannung nach Jacobsen vertraut. Die können Sie schon tagsüber anwenden und einüben. Im Bett vor dem Schlafengehen ist dafür kein Technik-Schnickschnack nötig.

Sollten Sie nachts wach werden, vermeiden Sie helles Licht. Denken Sie daran: Sobald Licht auf die Netzhaut fällt, stellt der Körper die Produktion des Schlafhormons Melatonin ein. Das brauchen Sie aber, um wieder einzuschlafen.

Nährstoffe als Schlafhelfer

Die Aminosäuren GABA, Glycin, Taurin haben Sie als Nahrungsergänzungsmittel bereits weiter vorne kennengelernt. Sie sind nicht nur entspannende Nervenbotenstoffe, sondern können auch den gesunden Schlaf unterstützen, zeigen Studien. Sind Körper und Geist bestens entspannt, gleitet es sich umso leichter in einen guten, langen Schlaf.

Auch die Aminosäure Tryptophan und die fettähnliche Substanz Phosphatidylserin unterstützen den Schlaf. Dieser Zungenbrecher-Wirkstoff hält das Stresshormon Cortisol in Schach. Cortisol ist bei Abhängigen oft erhöht, es blockiert aber die Herstellung des Schlafhormons Melatonin im Körper. Tryptophan ist der Baustoff für Serotonin – aus dem der Körper dann im nächsten Schritt eben genau Melatonin produziert.

Vom Melatonin haben Sie vielleicht sogar schon gehört: Es ist bei Vielfliegern sehr beliebt, die häufig über den Großen Teich jetten und deshalb ständig mit anderen Zeitzonen klarkommen müssen. Jetsetter nehmen Melatonin als Tablette ein, um in den richtigen Schlafrhythmus zu kommen. In einer Dosis von bis zu zwei Milligramm ist es bei uns frei verkäuflich. In den USA stehen

Produkte mit bis zum Zehnfachen in den Supermarktregalen. Oft reichen aber tatsächlich schon geringe Mengen, um selig einschlafen zu können.

Sport: Ein Muss mit Maß

Beim Thema Sport und Sucht gibt es eigentlich nur zwei Fraktionen: die Winston-Churchill-Gang (»No Sports«) oder die Ironman-Clique (härter, schneller, weiter). Um es gleich vorwegzunehmen: Beide müssen etwas ändern. So erstaunlich es klingen mag, für beide gilt dieselbe Empfehlung: Lassen Sie es langsam angehen, aber bewegen Sie sich.

Körperliche Aktivität gehört zu einem erfolgreichen Suchtausstieg so fest dazu wie die Gitarre zu Hendrix. Dafür gibt es handfeste Gründe, die Sie nicht überraschen werden. Sie liegen – mal wieder – in der Hirnchemie.

Bewegung kurbelt unser Gehirn an, genauer gesagt die Hirnregionen, die auch Suchtmittel stimulieren. Das Dopamin steigt an, genau wie die Endorphine. Als Sahneklacks triggert Bewegung auch noch das Kuschelhormon Oxytocin. Letzteres ist bei vielen Suchtkranken im Keller, aber eigentlich dafür zuständig, dass wir uns sozial verbunden und geborgen fühlen. Suchtforscher sehen darin einen Grund, warum sich Süchtige so oft sozial isolieren. Gibt man dem Oxytocin einen Kick, verliert sich auch auf Dauer das Gefühl der Einsamkeit. Und das macht glücklich.

Nun ist Sport für Süchtige ein zweischneidiges Schwert. Alles, was auf schnelle und harte Leistung abzielt, ist kontraproduktiv. Work-outs, wie solche kurzfristigen starken Belastungen heißen, stimulieren zwar auch die richtigen Hirnregionen, aber sie stressen den Körper gleichzeitig. Der reagiert, wie es von der Natur vorgesehen ist: Er schüttet die Stresshormone Cortisol, Noradrenalin und Adrenalin aus. Genau deshalb sitzen so viele Leistungssportler nach dem Training beim Bier – der Alkohol dämpft den Stress. Die offizielle Version lautet »für die Elektrolyte«, ja, ist klar. Andere Sportler haben die Aminosäure GABA direkt nach dem Sport für sich entdeckt, wir sprachen weiter vorne schon davon.

Stress brauchen frisch Abstinente nun aber so dringend wie Fußpilz. Deshalb heißt es für die Sportler unter ihnen: einen Gang runterschalten. Die Couch-Potatoes aber schalten einen hoch.

Ideal ist alles, was landläufig unter Ausdauersport läuft. Also Dinge, die dem Körper nicht binnen kurzer Zeit alles abverlangen. Langsames Joggen, Fahrradfahren, Inlineskaten, Schwimmen, Walken, Aerobic, Rudern und Skilanglauf sind solche Sportarten. Sollten Sie von der Churchill-Fraktion sein: Das alles kann man auch langsam angehen. Sind Sie völlig außer Form, fangen Sie eben mit Spaziergängen an.

Niemand verlangt binnen kurzer Zeit Höchstleistung. Sobald Sie sich überfordert fühlen oder die Muskeln schmerzen, war es schon zu viel. Die sportliche Messlatte einfach stecken lassen. Machen Sie sich klar: Am Anfang geht es nicht um Fitness. Sie bewegen sich für Ihren Kopf. Sie füllen so die Lücke, die Ihr Suchtmittel hinterlässt. Es geht darum, Ihren Kopf happy zu machen und einen Rückfall zu vermeiden. Wenn der Körper nicht so viel hergibt, wie Sie sich das vielleicht wünschen: Na und? Vielleicht hilft Ihnen dieser Perspektivwechsel vom Sofa runter.

Sind Sie ohnehin schon fit wie ein Turnschuh, machen Sie langsamer. Es gibt gar nicht wenige Süchtige, die sind bei Licht betrachtet sogar sportsüchtig. Sie treten ihren Körper zu immer besseren Leistungen, nutzen jede freie Minute, um sich auszupowern, und holen sich darüber den Extrakick Endorphine. Hört sich das für Sie vertraut an? Klar, auf ihre Fitness können Sie stolz sein. Trotzdem tun Sie sich in der ersten suchtfreien Zeit damit nichts Gutes. Denn der Sportrausch verhindert das Runterkommen und beansprucht viel Zeit. Zeit, die Sie aber brauchen, um sich um Ihre Abstinenzpflege zu kümmern. Süchtige Extremsportler verbindet in der Regel eines: Sie wollen sich nicht spüren und schon gar nicht in Ruhe über sich selbst nachdenken. Nicht umsonst unterbinden viele Suchtkliniken anfangs Sport oder gestatten ihn nur in Maßen.

Ganz idealerweise suchen Sie sich etwas, das Sie nicht alleine ausüben. Es muss ja kein Mannschaftssport sein. Aber alles, was in der Gruppe stattfindet, ist perfekt. Es gibt Wandergruppen, gemeinschaftlich organisierte Fahrradausflüge etc. Die sozialen Medien machen es heute so leicht, etwas in Ihrer Gegend zu finden.

Bonus von Gruppen: Feste Termine schaffen Verbindlichkeit und treten dem inneren Schweinehund in den Hintern. Aber auch die Gemeinschaft für sich ist ein dickes Plus. Sie knüpfen neue Sozialkontakte. Auch wird ein guter Trainer Sie anfeuern, loben. Das freut Ihr Belohnungszentrum so viel mehr, als wenn Sie Ihre Erfolge einsam auf einem Fitnesstracker bestaunen. Vorschlag: Wie wäre es denn mit Tanzen? Das ist das Nonplusultra. Bewegung, Musik, Menschen. Was will man mehr?

—— AUFGABE ——

ENTWICKELN SIE EINEN BEWEGUNGSPLAN

Sie haben es weiter vorne gelesen: Ohne das richtige Maß an Bewegung wird es mit dem Ausstieg schwer. Auch wissen Sie bereits: Abstinenz bedeutet nicht »Alles wie immer, nur ohne Konsum«. Deshalb ist jetzt auch Vorausplanung gefragt.

Setzen Sie sich hin und überlegen Sie, wie Ihr persönlicher Bewegungsplan aussehen wird. Seien Sie ehrlich mit sich und überschätzen Sie sich vor allem nicht. Ehrgeizige Sportpläne sind jetzt nicht gefragt und kontraproduktiv. Schätzen Sie Ihre zur Verfügung stehende Zeit richtig ein und bleiben Sie realistisch.

Stöbern Sie im Web oder Ihrem lokalen Anzeigenblatt nach Angeboten, die Ihnen zusagen. Werden Sie verbindlich mit sich selbst. Wann rufen Sie dort an, wann gehen Sie zur Schnupperstunde?

Sucht als Spitze eines Eisberges: AD(H)S, Depressionen, Angststörungen

Forscher sind sich einig: Suchtmittelkonsum ist sehr oft eigentlich nur eine Art Selbstmedikation. Der Betroffene greift zu Flasche, Kippe, Pille oder zum Joystick, um eine Hirnchemie-Schieflage zumindest kurzfristig zu korrigieren oder zu betäuben. Wie es aussieht, wissen die Betroffenen in der Regel nicht einmal davon, sie haben nie eine entsprechende Diagnose oder Behandlung bekommen. Wir reden nicht von Kolibris, das Ganze ist viel häufiger, als Sie vielleicht annehmen.

ADHS: Viel mehr als der nervige Zappelphilipp

Wissenschaftler nehmen an, dass fast jeder zweite Süchtige eigentlich ADHS habe könnte. Jeder zweite, das lassen Sie jetzt mal auf sich wirken.

ADHS ist sehr verknappt gesagt eine Störung im Dopaminhaushalt des Gehirns. Sie wissen jetzt, dass jedes Suchtmittel das Dopamin ankurbelt. Damit greifen sie genau da in den Hirnstoffwechsel ein, wo es bei Menschen mit ADHS auch mangelt. Wer nichts von seiner Krankheit weiß, nutzt Suchtmittel als kurzfristige Hilfe. Medikamente gegen ADHS sind nebenbei gesagt Amphetamine, nur keine illegalen.

Zu einer ADHS-Behandlung gehört viel mehr als nur Tabletten. Die Betroffenen bekommen Werkzeuge an die Hand, wie sie mit ihrem anders verdrahteten Gehirn umgehen können. ADHSler sind häufig sehr kreativ. Kein Wunder, dass sich gerade unter Künstlern und Schauspielern besonders viele von ihnen finden. Emma Watson, die Hermine aus *Harry Potter*, hat es, wie auch Schauspielikone Will Smith, der Sänger Justin Timberlake, Walt

Disney, Jules Verne – und wahrscheinlich sogar Wolfgang Amadeus Mozart.

ADHSler können sehr assoziativ denken und Muster erkennen. Das lässt sich zu einer echten Stärke ausbauen. Wer aber nicht einmal weiß, dass er diese Hirnstoffwechselstörung hat, bleibt stecken, hält das Ganze für ein lästiges Brummen im Kopf, sich selbst für einen Außenseiter, schluckt Partypillen, trinkt und raucht als unbewusste Selbstmedikation – und rutscht immer tiefer in die Suchtspirale.

Viele Betroffene kommen nicht einmal auf die Idee, vielleicht ADHS zu haben, denn das Klischee der Krankheit ist falsch und trifft nur auf wenige zu. Bei ADHS denkt man an nervige Klassenclowns, überhaupt würde sich das ja im Erwachsenenalter wieder verwachsen. Nichts könnte falscher sein. Das Zerrbild sorgt leider auch dafür, dass vor allem Mädchen gar nicht erst diagnostiziert werden. ADHS-Mädchen sind oft kleine Träumerinnen, still und unauffällig. Ein undiagnostiziertes ADHS im Kindesalter geht nicht von allein weg, die Symptome ändern sich nur und werden noch schwerer greifbar. Die Chance auf eine korrekte Diagnose im Erwachsenenalter sinkt.

Nun ist *Die Suchtlüge* kein Buch über ADHS. Da die Erkrankung aber offensichtlich oft ein unerkannter Suchtgrund ist, hier eine Checkliste. Wenn ein undiagnostiziertes Aufmerksamkeits-Defizit-Syndrom hinter der Sucht steckt, sind alle Ausstiegsbemühungen sehr wahrscheinlich so lange vergeblich, bis nicht die korrekte Diagnose gestellt und das Problem an der Wurzel gepackt wird.

CHECKLISTE ADHS

- Fällt es Ihnen schwer, sich zu konzentrieren, vor allem auf Dinge, die Sie nicht wirklich interessieren?
- Schieben Sie Dinge endlos auf – bis es fast zu spät ist und erledigen dann alles in Rekordzeit?
- Gibt es anderseits Sachen, in die Sie sich so richtig verbeißen können, wenn diese Sie faszinieren?
- Fällt es Ihnen schwer, Ihren Tag zu planen? Verpassen Sie häufig mal den Bus, die Bahn oder sind generell bei Terminen unpünktlich?
- Fällt es Ihnen schwer, Dinge zu priorisieren?
- Vergessen Sie häufiger mal zu essen oder essen Sie sehr unregelmäßig, weil Sie Ihren Hunger gar nicht wirklich spüren?
- Sind Sie ständig auf der Suche nach irgendetwas (Schlüssel, Portemonnaie)?
- Fühlen Sie sich oft getrieben und unruhig?
- Haben Sie Schwierigkeiten, sich bei Hintergrundgeräuschen auf Gespräche zu konzentrieren? Beispiel: Hören Sie im Café das Klappern der Tasse am Nachbartisch genauso laut wie die Stimme ihres Gegenübers, sodass Ihr Gehirn nicht weiß, was wichtiger ist?
- Wippen Sie auch in Ruhe mit den Beinen oder müssen ständig Ihre Finger bewegen (mit Gegenständen spielen)?
- Sieht es bei Ihnen daheim aus, wie in Ihrem Kopf: chaotisch?
- Sind Sie sammelwütig (»Das kann ich bestimmt noch mal irgendwann gebrauchen«)?
- Fühlen Sie sich schnell angegriffen?
- Sind Sie schnell gelangweilt?
- Rutscht Ihre Stimmung schnell in den Keller und Sie fühlen sich minderwertig und resigniert?
- Haben Sie wenig bis keine Freunde?
- Haben Sie beruflich bereits so einige Umbrüche und Neustarts hinter sich?

Nun schiebt jeder von uns sicherlich unangenehme Tätigkeiten auf und stürzt sich lieber auf Angenehmes, auch die eigenen vier Wände sehen nicht bei jedem aus wie aus *Schöner Wohnen*. Wenn aber so einiges aus der Liste auf Sie zutrifft, sollten Sie doch mal genauer hinsehen. Hier finden Sie einen Selbsttest, der auf den internationalen wissenschaftlichen Diagnosekriterien beruht.

Die Forschung zeigt auch: ADHS und Internet- beziehungsweise Gaming-Sucht sind eng verschwistert. Das liegt auch auf der Hand: Menschen mit ADHS spüren ein ständiges Grundrauschen im Kopf und langweilen sich schnell. Das Netz und seine Spiele sind da die perfekte Ablenkung. Ständig schnell Neues, möglichst ohne groß darüber nachdenken zu müssen. Darauf steht ein ADHS-Hirn. TikTok und Co sind für sie das Paradies.

Dickes Knäuel Depressionen

Depressionen sind nicht (mehr) so etwas Exotisches wie ADHS. Gott sei Dank hat sich da in den letzten Jahren viel getan. Trotzdem sind auch hier viele Klischees falsch und verstellen den Blick dafür, dass vielleicht verdeckte Depressionen hinter einer Suchterkrankung stecken.

Depressionen sind eigentlich ein riesiges Sammelbecken. Forscher schätzen, dass sie in der einen oder anderen Form jeden Fünften von uns irgendwann im Laufe des Lebens einmal erwischen. Oft vergehen Depressionen auch wieder. Dumm nur, wenn man in einer depressiven Phase in die Sucht flüchtet. Dann ist man gefangen.

Bei Depressionen ist es ähnlich wie beim ADHS: Das Krankheitsklischee ist falsch. Bei Depressiven denkt man an Menschen, die ständig traurig im Bett liegen, viel weinen und den Lebensmut verloren haben. Wer dieses Bild im Kopf hat, wird bei sich selbst eine Depression allzu leicht übersehen. Dabei kann sich eine Depression auch darin zeigen, dass der Betroffene rein körperlich keine Kraft mehr verspürt. Er fühlt sich wie ausgebrannt und ständig müde. Bauch- und Kopfschmerzen sind seine Begleiter. Dann begibt er sich auf die Suche nach körperlichen Ursachen. Wer denkt da schon an eine Depression? Sehr oft berichten Betroffene auch von einer emotionalen Leere. Sie spüren keine Gefühle mehr – egal ob positiv oder negativ. Der Gefühlskanal ist wie tot.

Schon gar nicht denkt man an eine Depression, wenn jemand wenig schläft, ständig rast- und ruhelos ist, zerstreut, leicht ablenkbar, sehr impulsiv und aufbrausend, redet wie ein Wasserfall, sich insgesamt sehr ungehemmt und oft sogar riskant verhält, prahlt, sich ständig selbst überschätzt und fast größenwahnsinnig wirkt. Das aber sind die Symptome der anderen Seite einer manischen Depression, heute auch als bipolare Störung bezeichnet. Bei den Betroffenen wechseln sich solche überschäumenden Phasen mit Zeiten der Traurigkeit ab, aber insgesamt würde kaum jemand auf den ersten Blick an eine Depression denken.

Egal welche Art der Depression: Bleibt sie unbehandelt, ist sie die Rampe für eine Schussfahrt in die Abhängigkeit. Denn Alkohol und quasi alle anderen Suchtmittel lassen die Symptome kurzfristig verschwinden. Bleibt die Depression als Suchtwurzel aber unbehandelt, werden auch Abstinenzversuche in der Regel scheitern. Ausnahme: Viele Suchtmittel verursachen auch Depressionen. Diese verschwinden dann natürlich auch mit der Abstinenz. Dummerweise nur nicht gleich, weshalb sie eine ständige Rückfallgefahr darstellen.

Angst und Panik als ständige Begleiter

Angst- und Panikstörungen nehmen immer mehr zu, da sind sich Forscher einig. Die Betroffenen haben es schwer. Scheinbar aus dem Nichts heraus spüren sie übermächtige Angst, bekommen keine Luft mehr, haben mitunter das Gefühl, sterben zu müssen. Landen sie damit in der Notaufnahme, sagen Geräte und Labor: alles bestens. Oft muss es erst so weit kommen, bis der Betroffene merkt, woran er wirklich leidet. Aber es gibt eine riesige Grauzone. Viele Menschen mit Angststörungen spüren eher ständig subtilen Angststress, den sie vielleicht nicht einmal als solchen wahrnehmen – der aber nach ein paar Drinks, einem Joint oder Partypillen verschwindet.

Solche Menschen setzen Suchtmittel als eine Art Selbstmedikation gegen ihr Grundproblem ein, oft sogar unbewusst. Sie spüren nur: »Trinke/rauche/schlucke ich was, geht es mir besser.« Und wieder: Unbehandelt wird der Ausstieg dann schwer bis unmöglich. Wie bei Depressionen gilt allerdings auch, dass Alkohol und Co auch Angst- und Panikstörungen hervorrufen können, die sich in der Abstinenz dann bessern oder ganz verschwinden – nur leider wieder mit Zeitversatz.

—— AUFGABE ——

BELEUCHTEN SIE IHRE GEFÜHLSWELT

Auch wenn Sie ein noch so erfolgreicher Typ sind, eine noch so taffe Frau: Sie wissen jetzt, dass die Klischees von psychischen Erkrankungen falsch sind und die Betroffenen oft jahrelang davon abhalten, »so was« für sich überhaupt in Betracht zu ziehen. Deshalb gehört es zum Ausstiegspaket dazu, dass Sie sich auch dazu mal ein paar Gedanken machen. Zu klar ist die Studienlage zum Zusammenhang zwischen Sucht und eben solchen Grunderkrankungen.

Lassen Sie sich darauf ein, in Ihrer Gefühlswelt zu stöbern und zu schauen, ob es nicht auch bei Ihnen sein könnte, dass hinter der Sucht noch mehr steckt. Befreien Sie sich für ein paar Minuten von dem Gedanken, es könne ja nicht sein, dass Sie »einen an der Klatsche haben«. Psychische Krankheiten beiseite zu wischen, ist genauso falsch wie der Vorwurf an Süchtige, sie seien ja letztlich willensschwach und würden gar nicht aufhören wollen. Wir reden hier von Fakten, nicht von Klischees. Das gilt auch für psychische Erkrankungen.

Vielleicht fällt Ihnen etwas auf, und Sie kommen ins Grübeln. Denken Sie, auch bei Ihnen könnte vielleicht eine psychische Erkrankung dahinterstecken, schnappen Sie sich alles an Informationen, was Sie zum Thema finden können. Vielleicht löst sich der Verdacht auch wieder in Luft auf. Erhärtet er sich, holen Sie sich professionelle Hilfe. Ohne sie kann der Ausstieg aus der Sucht zum Spießrutenlauf werden.

Depris durch die Hintertür: Schilddrüse und Hormone

Hinter Stress, Depressionen, Angst und Panik können auch eine schlappe Schilddrüse oder unausgeglichene Hormone stecken – und zwar bei Frauen wie bei Männern. Die Schilddrüse wirkt mit ihren Hormonen an zentralen Körperfunktionen mit. Dazu zählen

- der Energiestoffwechsel, also die Verbrennung von Kohlenhydraten und Fetten.
- der Auf- und Umbau von Eiweißen (also auch die Bildung von Nervenbotenstoffen).
- die Entwicklung von Geweben, Nervensystem und Muskeln, der Knochenaufbau.
- die Regelung der Körpertemperatur.
- das Herz-Kreislauf-System (Schlagkraft des Herzens, Blutdruckregulation).
- die Verdauung (Aufnahme von Nährstoffen, Darmbewegungen).
- die Bildung von Sexualhormonen.

Fast alle Organe und Gewebe unseres Körpers haben Andockstellen für die Schilddrüsenhormone T3 und T4. Das allein zeigt, wie zentral deren Aufgaben sind. Macht die Schilddrüse schlapp, stellen sich Müdigkeit, Muskelschmerzen und Verstopfung ein. Damit könnte man ja vielleicht noch leben. Übel wird es, wenn sich Angst- und Panikattacken oder Depressionen dazu gesellen – denn auch das sind mögliche Folgen einer Schilddrüsenunterfunktion.

Eben weil die ersten Symptome so unspezifisch sind, wird eine solche Unterfunktion häufig gar nicht entdeckt. Auch der Start in Depressionen oder Angst läuft langsam an. Da ist sie dann wieder: die Gefahr, aus solchen latenten »psychischen Downs« zu Suchtmitteln zu greifen.

Alkohol, Zigaretten, Koks und Co bringen die Schilddrüse übrigens aus dem Takt. So kann es sein, dass eine Schilddrüse mit Schlagseite zum Suchttreiber wird und der Konsum die Fehlfunktion immer weiter verschlimmert. Ein Grund mehr, da mal genau hinzusehen.

AUCH DIE SCHILDDRÜSE BRAUCHT FUTTER

Auch die Schilddrüse braucht Nährstoffe, um ihren Job zu machen. Dazu zählen die Aminosäure Tyrosin, Jod, Selen, Vitamin D und C sowie Magnesium, Eisen und Mangan. Sie sehen auch an diesem Beispiel, wie verwoben die Dinge sein können – und wie wichtig eine gute Nährstoffversorgung ist, die einem die Laune deutlich aufmöbeln und potenzielle Suchtturbos vom Hals schaffen kann. Im Falle der Schilddrüse sogar wortwörtlich.

Es ist ziemlich einfach, festzustellen, ob die Schilddrüse gesund ist. Drei Laborwerte geben schon fast zu einhundert Prozent Sicherheit. Das TSH (das Hormon, das die Schilddrüse ankurbelt), das T3 und T4. Alle drei sind absolute Standards in jedem Labor. Trotzdem ist es häufig ein verbissener Kampf mit dem Hausarzt, ihm alle drei auch abzuringen. Die Sparmedizin beschränkt sich allzu gerne auf den TSH-Wert. Tatsächlich aber entspricht die

Aussagekraft des TSH-Wertes allein dem Frosch auf der Leiter beim Wetterbericht.

Auch Sexualhormone sind mächtig. Jeder, der ein Kind durch die Pubertät gebracht hat, kann ein Lied davon singen. Aber nicht nur dann. Klar ist: Sexualhormone haben uns lebenslang fest im Griff – auch, wenn im Hormonhaushalt etwas nicht rund läuft. Auch das ist eher eine Binsenweisheit, trotzdem schaut niemand danach, wenn es um das Thema Sucht geht. Dabei wissen viele Frauen: An den Tagen vor den Tagen wird es brenzlig, Alkohol oder ein Joint sind da besonders flott bei der Hand. Auch die Wechseljahre sind böse Suchtfallen. Die Hormonproduktion versiegt, und das schlägt aufs Gemüt. Ebenfalls eigentlich bekannt – aber in der Suchtbehandlung nicht bedacht.

Sollten Sie in den Wechseljahren sein oder mit dem Monatszyklus arg zu kämpfen haben, wäre ein Hormonstatus wirklich eine gute Idee. Leider wehren sich viele Frauenärzte aus Kostengründen mit Händen und Füßen und erklären Ihnen, das sei überflüssig. Notfalls schauen Sie sich im Netz um und suchen sich einen Gynäkologen, der auf Hormonersatztherapie spezialisiert ist. Das bedeutet immerhin, dass dieser sich mit dem Thema auskennt und Ihnen das Ganze nicht ausreden wird. Notfalls müssen Sie das Labor dann selbst zahlen.

Um eines sehr klar zu betonen: Niemand behauptet, ein Süchtiger würde abstinent, wenn man ihm die Schilddrüse geraderückt oder er ein paar Vitamine schluckt. Klar ist aber: Nimmt man den Betroffenen erst einmal genau unter die Lupe und schaut, ob es irgendwelche Störfaktoren gibt, die die Hirnchemie noch weiter herunterwirtschaften, gibt man ihm ein Stück Kraft zurück. Die braucht er für den Ausstieg. Es könnte genau dieses Quäntchen Kraft sein, das den Unterschied macht.

Der Suchtzirkel

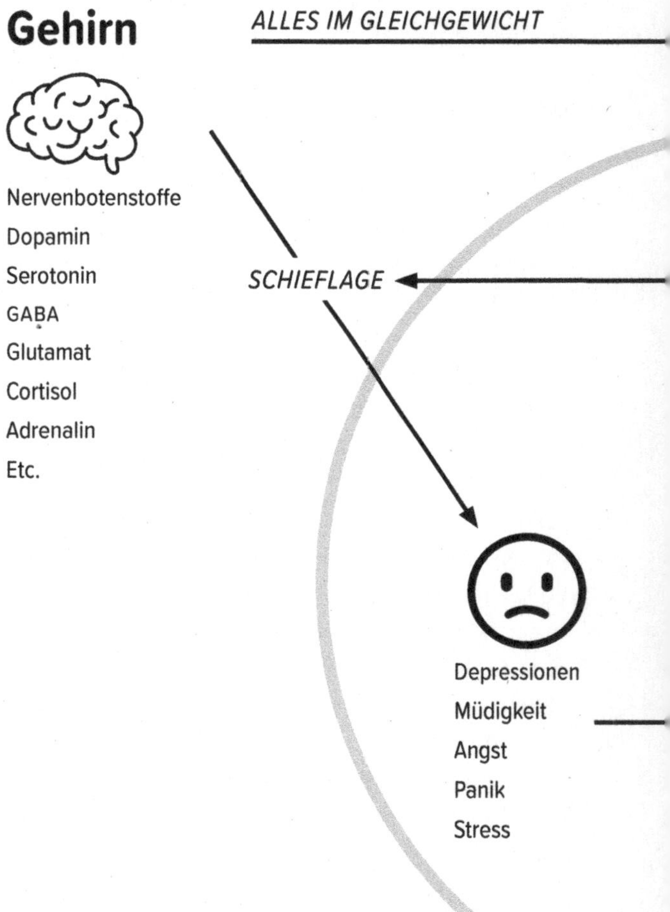

Bei der Hirnchemie von Abhängigen beißt sich die Katze in den Schwanz. Der Teufelskreis lässt sich durchbrechen. Nur kennen muss man ihn.

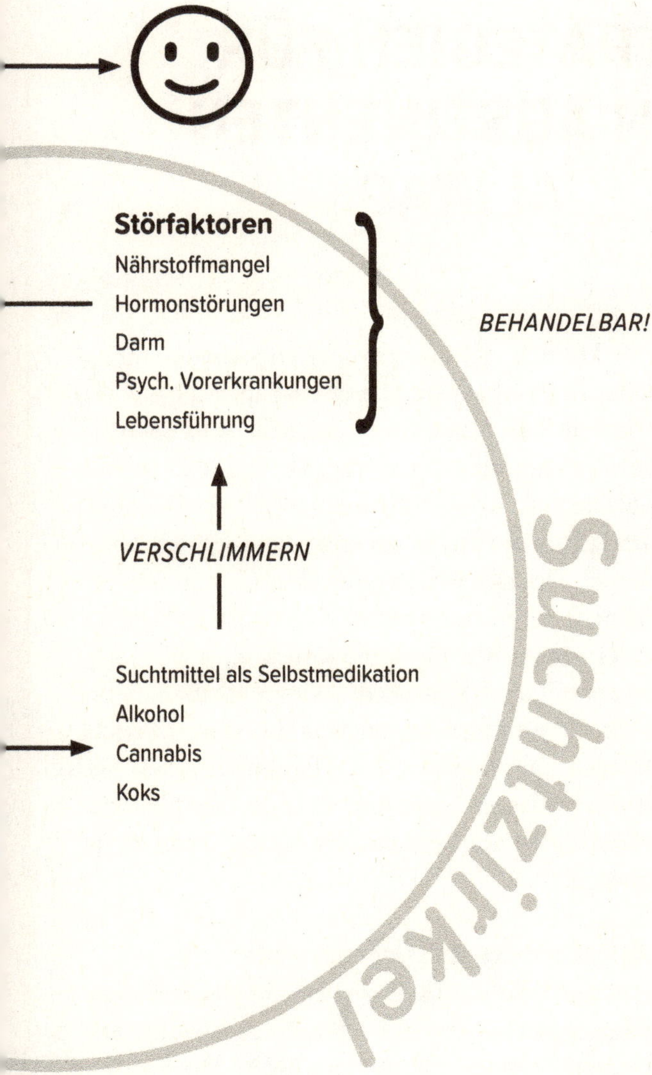
Störfaktoren
Nährstoffmangel
Hormonstörungen
Darm
Psych. Vorerkrankungen
Lebensführung
BEHANDELBAR!
VERSCHLIMMERN
Suchtmittel als Selbstmedikation
Alkohol
Cannabis
Koks
Suchtzirkel

STRATEGIEN FÜR DEN ABSTINENTEN ALLTAG

Sie wissen jetzt: Sie können viel tun, um Ihre Hirnchemie möglichst schnell wieder flottzumachen. Das dauert aber seine Zeit, und die will überbrückt sein. Auch Ihr Suchtgedächtnis bekommen Sie leider so nicht automatisch in den Griff. Dabei helfen Ihnen bewährte Strategien für den abstinenten Alltag. Die sind zwingend nötig und gehören zum Abstinenzpaket genauso dazu. Ja, die machen Arbeit. Deshalb wiederhole ich noch einmal den Kernsatz der Abstinenz, einfach, weil er so wichtig ist: Abstinenz bedeutet nicht: Alles wie immer, nur ohne Konsum.

Jetzt geht es daran, mit alten Gewohnheiten zu brechen, neue aufzubauen und vor allem zu analysieren, was Sie eventuell doch wieder zu Fall bringen könnte. Kurz: Sie erfahren jetzt, wie Sie Ihr Suchtgedächtnis aufs Kreuz legen und so lange durchhalten, bis sich die alten Gewohnheiten abgeschliffen haben. Denn dann haben Sie gewonnen.

Mein Hirn und ich: Miteinander statt Gegeneinander

Unser Gehirn steht auf Belohnung. Deshalb wird das mit dem Ausstieg auch nichts, wenn Sie ihm einfach nur etwas verbieten. Sie müssen Ihr Dopaminsystem mit ins Boot holen. Die Schlüsselworte sind Motivation und Belohnung. Konkret: Sie müssen

Ihrem Belohnungssystem etwas zum Tausch gegen die Belohnung durch das Suchtmittel anbieten. Und Sie müssen Ihr Hirn immer wieder motivieren, diese auch haben zu wollen. Was Sie Ihrem Suchtgedächtnis nicht erzählen: Sie sorgen dafür, dass es so wenig Chancen wie möglich bekommt, überhaupt anzuspringen. Weil Sie rechtzeitig von der Suchtautobahn abfahren und Abläufe anders gestalten.

Manege frei für den Verstand

Sucht ist keine Willensschwäche, das haben wir ausführlich geklärt. Solange die schiefe Hirnchemie im Fahrersitz Platz genommen hat, zieht der Verstand den Kürzeren. Das bedeutet aber nicht, dass Sie ihn für den Suchtausstieg nicht brauchen, ganz im Gegenteil. Mit ihm schaffen Sie die Rahmenbedingungen dafür, dass Ihr Suchtgedächtnis keine Chance bekommt, überhaupt anzuspringen. Diese Vorarbeiten sind Verstandessache. Äußere Umstände kann man mit dem Willen ändern. Das ist manchmal richtig Arbeit. Die Werkzeugbox liefert Ihnen der folgende Buchteil. Ab jetzt heißt es also: Schalten Sie Ihren Verstand ein. Damit Ihr Suchtgedächtnis ins Leere läuft.

Schritt 1: Vorbereitung ist das A und O

Je besser Sie auf Tag eins vorbereitet sind, umso höher sind Ihre Erfolgschancen. Deshalb nehmen Sie diese Tipps ernst und setzen Sie sie eins zu eins um. Als Erstes gehen Sie durch die Aufgaben des Vorkapitels. Ist der Sportplan bereit? Haben Sie Ihre Ernährung gecheckt, ist Ihre Einkaufsliste fertig, alles andere bearbeitet?

Im Folgenden finden Sie häufig die Anweisung: Schreiben Sie etwas auf. Das ist auch genau so gemeint. Hinsetzen, schreiben. Schreiben sortiert Gedanken, und Geschriebenes können Sie immer wieder hervorholen. In kritischen Momenten ist das Gold wert, und Sie werden es brauchen. Deshalb: Schreiben heißt schreiben. Und nicht nur kurz über etwas nachdenken.

Was immer Sie verfassen, es müssen keine Schulaufsätze sein. Außer Ihnen wird das kaum jemand lesen. Benutzen Sie Ihre Sprache, Ihre Worte. Wenn Sie fluchen wollen, dann tun Sie das, Rechtschreibfehler sind egal. Ihre Texte müssen Wucht entfalten, Emotionen, die Sie spüren. Auf Deutsch: Lassen Sie ruhig verbal die Sau raus, wenn Ihnen danach ist. Denn so erreichen Sie Ihr Gefühlsleben.

Verfassen Sie Ihr Motivationsschreiben

Irgendetwas hat Sie ja dazu gebracht, mit der Sucht brechen zu wollen. Und genau das halten Sie jetzt schriftlich fest. Punkt für Punkt. Je mehr Gründe Sie selbst betreffen, umso höher sind Ihre Erfolgschancen. Für andere abstinent zu werden, ist schwierig bis unmöglich. Wenn also auf Ihrem Zettel steht: »Ich höre meinem Partner/meinen Kindern zuliebe auf«, und sonst steht da nichts, sollten Sie vielleicht noch etwas tiefer einsteigen. Finden Sie Gründe, warum Sie für sich aufhören wollen. Überlegen Sie: Wohin hat mich meine Sucht gebracht? Körperlich? Finanziell? Sozial?

Je voller Sie die Nase von der Sucht haben und von der Situation, in der sie dadurch stecken, umso größer sind Ihre Erfolgschancen. Das sind wissenschaftlich untermauerte Fakten. Man kann die Bedeutung dieser Vorarbeit deshalb kaum überschätzen, so wichtig ist sie. Sie wissen warum: Das ist der Motivationsturbo überhaupt.

Wichtig ist aber, nicht nur festzuhalten, was Sie nicht mehr wollen, etwa »Ich will nicht mehr pleite sein, aufgedunsen und ständig müde«. Noch wichtiger sind positive, erstrebenswerte Ziele. Lassen Sie Ihr neues, suchtfreies Ich vor Ihrem inneren

Auge entstehen. Also: »Ich werde wieder gut schlafen, besser aussehen, bessere Laune und mehr Geld haben …« Die Liste ist Ihre und bestimmt lang. Verfassen Sie sie. Tragen Sie sie in der nächsten Zeit immer griffbereit bei sich. Nichts spricht übrigens dagegen, sie ständig zu erweitern.

Identifizieren Sie Ihre Trigger

Trigger sind die Auffahrten auf die Suchtautobahn. Wenn Sie sie kennen, biegen Sie gar nicht erst falsch ab. Deshalb heißt es jetzt: alle aufschreiben. Gehen Sie gedanklich Ihren typischen Tagesablauf durch. Einen Arbeitstag, ein Wochenende. Treffen mit Freunden, Verwandten, berufliche und gesellschaftliche Situationen. Identifizieren Sie: Wann und in welcher Umgebung konsumiere ich? Was löst den Gedanken an den Konsum aus? Wie sehen die Muster dazu aus? Konsumiere ich oft zusammen mit bestimmten Menschen? Oder ist es ganz anders, konsumiere ich allein, triggert mich Einsamkeit? Das alles halten Sie so detailliert wie möglich fest.

Es gibt keinen Grund, nur einen Anlass

Tappen Sie bei Ihren Notizen übrigens nicht in eine häufige Falle: Trigger sind Trigger und kein Konsumgrund. »Ich trinke, weil mein Job so stressig ist« ist nicht korrekt. Es müsste heißen: »Mein Job stresst mich. Deshalb trinke ich.« Das ist ein großer Unterschied. Im ersten Fall sind Sie quasi Opfer und können ja nichts dafür. Der Job ist halt so stressig. Die zweite Formulierung ist viel präziser. Sie trinken, weil Sie gestresst sind. Und nicht wegen des Jobs, der kann da nichts dafür. Es gibt keinen Konsumgrund. Nie. Es gibt nur einen Anlass. Der macht etwas mit Ihnen. Ihre Reaktion darauf ist der Suchtmittelkonsum.

Süchtige sehen sich gerne als Opfer. Das ist kein Charakterfehler, das bringt die Sucht so mit sich. Wer Opfer ist, kann an der Situation nichts ändern, hat eine Rechtfertigung für das eigene

Elend und damit für den Konsum. Wie oft habe ich im Coaching gehört: »Ja, die anderen haben es wirklich schwer, aber bei mir, da ist das noch viel schlimmer. Ich kann ja gar nicht anders.« Das stimmt aber nie. Wirklich: nie!

Raus aus der Opferrolle heißt die oberste Devise, wenn Sie Ihre Sucht loswerden wollen.

Entwickeln Sie Gegenstrategien

Auch für die Abstinenz gilt: Gut geplant ist halb gewonnen. Es gibt einige Dinge, die Sie vor Ihrem ersten Tag ohne Suchtmittel durchdenken und vorbereiten sollten, damit Sie nicht wieder in alte Fallen tappen. Haben Sie Ihre Gegenstrategien bei der Hand, fällt Ihnen vieles leichter. Trigger ausschalten ist die oberste Devise. Ganz besondere Aufmerksamkeit widmen Sie besser dem Langeweile-Loch und wie Sie es stopfen. Ihre Vorräte gehören natürlich aus dem Haus, Ihr engeres soziales Umfeld sollten Sie einweihen, mindestens aber Ihren Partner oder Ihre Partnerin – und vor allem Ihren Freundeskreis genau unter die Lupe nehmen. Sind es echte Freunde oder eigentlich nur Suchtbuddys? Das alles hat nur einen Zweck: Ihr Suchtgedächtnis gar nicht erst anspringen zu lassen. Gehen wir es Schritt für Schritt an.

Vieles lässt sich erst mal meiden

Viele Alltagsfallen haben Sie mit Sicherheit schnell identifiziert, und die meisten lassen sich auch ziemlich leicht abstellen: Meiden Sie sie einfach. Nicht für immer, aber drei Monate sollten Sie schon mal in den Blick nehmen. Ein Vierteljahr ist etwa der Zeitraum, in dem sich das Dopaminsystem neu justiert, sagen Forscher.

Machen Sie sich klar: Wenn Sie sich in eine typische Konsumsituation hineinbegeben, haben Sie kaum Chancen, da unbeschadet wieder rauszukommen. Dann sind Sie nämlich bereits auf der Suchtautobahn, und das Ganze verselbstständigt sich. Und nein,

Sie sind da nicht die eine berühmte Ausnahme, die das schon packen wird. Also: Suchtsituationen identifizieren und meiden. Drei Monate mal ohne Party, Kneipe, Grill- oder Kegelabend, davon geht die Welt nicht unter. Ins Casino muss man sowieso nicht und mit den Kollegen in die Raucherpause gehen auch nicht. Ein Sozialschwatz funktioniert auch in der Kaffeeküche.

Stopfen Sie das Langeweile-Loch

Langeweile ist eines der größten Rückfallrisiken überhaupt. Trinkt, raucht, kifft, surft oder zockt man, bespaßt man damit sein Dopaminsystem. Deshalb: Füllen Sie absehbare Langeweile-Lücken mit einem guten Plan, suchen Sie sich einen Ersatz. Der lautet aber nicht: »Dann kann ich in der Zeit meine Steuererklärung machen.« Dann zeigt Ihnen Ihr Belohnungssystem einen Vogel und das zu Recht.

Suchen Sie sich Dinge, die Sie in der kritischen Zeit tun könnten. Am besten sind das nicht nur reine Ablenkungen wie Filme schauen, sondern wirkliche Aktivitäten. Internet, soziale Medien oder Zocken als alleinige Ablenkung sind Fallen, gerade am Anfang. Ja, man bringt sich auf andere Gedanken. Aber nur, weil das Dopaminsystem einen neuen Kick gefunden hat. Es droht eine Suchtverlagerung – und erholen kann sich Ihre Hirnchemie so auch nicht.

Suchen Sie sich Aktivitäten mit sichtbarem Ergebnis. Gehen Sie gern spazieren? Kaufen Sie sich eine Fitness-Uhr und zählen Ihre Schritte. Fahren Sie Fahrrad? Messen Sie die Kilometer. Gärtnern Sie? Legen Sie ein neues Beet an. Solche greifbaren Dinge mag Ihr Belohnungssystem.

Ein Geheimtipp ist, die Kramschublade ins Visier zu nehmen, die es in jedem Haushalt gibt. Das ist die mit der Werbung, Büroklammern, alten Batterien und abgebrochenen Bleistiften. Sie wissen schon. Knöpfen Sie sich die in den ersten abstinenten Tagen vor. Ausmisten und Aufräumen ist ein wunderbarer Dopaminlieferant: Nicht nur haben Sie etwas zu tun, hinterher sind Sie richtig froh über das Erreichte.

Klein müssen die Aufräumziele sein, das ist ganz wichtig. Steht auf Ihrem Plan: »Garage aufräumen«, bockt Ihr Belohnungssystem. Sie werden nicht in die Gänge kommen, glauben Sie es mir. Aber eine Kiste, eine Ecke, ein klar definierter Bereich, das geht. Was immer Sie sich vornehmen: Es muss realistisch sein, damit innerhalb eines sehr überschaubaren Zeitraumes fertig zu werden und sich über das Erreichte freuen zu können. Zu Beginn am besten binnen weniger Stunden, sicher aber innerhalb eines Tages.

Ihr Belohnungssystem kennt keinen nächsten Monat. Der Drang nach dem kurzfristigen Suchtmittelkick lässt sich nur durch ebenso kurzfristige Ziele und Erfolgserlebnisse ablenken. Wenn Sie schon ein wenig in Übung sind: Wie wäre es, wenn Sie sich in der ersten abstinenten Zeit Ihre Wohnung vorknöpfen und umgestalten? So schlagen Sie zwei Fliegen mit einer Klappe.

Gestalten Sie Ihre vier Wände um

Auf der Liste der Orte, an denen Sie oft oder sogar immer getrunken, geraucht, gekifft oder gezockt haben, steht sehr wahrscheinlich Ihre Wohnung an erster Stelle. Mit ziemlicher Sicherheit können Sie sogar präzise den Ort benennen: die Couch, ein Sessel, das Schlafzimmer, der Balkon oder dergleichen. Meiden geht nicht, aber Ihr Suchtgedächtnis triggert die Wohnung genauso wie zum Beispiel eine Kneipe. Immerhin hat bislang ja dort der Glückskick stattgefunden. Der Sessel oder der Balkon wecken also die Erwartung einer Dopamin-Dusche, auch wenn Sie das gar nicht realisieren.

Deshalb: Gestalten Sie Ihre Wohnung um. Kleine Dinge reichen bereits, um das Suchtgedächtnis zu verwirren. Möbel umstellen, einen Überwurf über das Sofa oder den Sessel, ein paar

Bilder umhängen, neue Gardinen und vielleicht an die eine oder andere Wand einen Klacks andere Farbe. Doppelbonus: Sie haben etwas zu tun, erschaffen etwas – und das Suchtgedächtnis schaut in die Röhre. Das muss wie gesagt alles nicht schon fertig sein, bevor Sie aufhören. Eher wäre das ein gutes Projekt für die ersten abstinenten zwei Wochen. Aber vorausplanen sollten Sie es schon mal.

Machen Sie Ihre Wohnung zur suchtmittelfreien Zone

Bleiben wir noch einen Moment bei Ihren vier Wänden. Bevor Sie den Tag eins anpeilen, machen Sie Ihre Wohnung zur sauberen Zone. Bedeutet: Alle Suchtmittel aus dem Haus und zwar radikal. Auch der Küchenwein bleibt nicht verschont, genau wie der »gute Tropfen«, den neulich die Freunde mitgebracht haben. Verschenken oder wegschmeißen. Nein, auch nicht für Gäste aufheben. Durchforsten Sie auch Ihre Geheimdepots und leeren Sie sie.

Sind Computer, Handy oder Tablet Ihre Suchtvehikel, misten Sie sie aus. Lesezeichen löschen, aus Spielen abmelden, Accounts schließen. Installieren Sie Blockier-Software und versperren Sie sich selbst den Weg. Natürlich sind Computer und Handy Arbeitswerkszeuge und deshalb nicht vermeidbar. Machen Sie sie wieder dazu. Befreien Sie sie von allen Apps und Spielen, ändern Sie den Bildschirmhintergrund. Ihr Suchtgedächtnis hat das alte mit dem Dopaminkick verknüpft und verselbstständigt sich. Schon Kleinigkeiten machen einen Riesenunterschied.

Nein, das ist nicht schade drum und die Frage: »Aber dann kann ich später doch nie wieder spielen«, stellt sich gar nicht. Genauso ist es. Sucht ist Sucht und wer wieder »mal ein wenig« anfängt, hängt bald wieder voll drin. Also: weg damit.

Lernen Sie, natürlich zu entspannen

Was Sie auch brauchen, ist eine natürliche Entspannungsmethode. Allemal, wenn Sie beispielsweise Alkohol oder Cannabis zur Entspannung benutzen. Aber auch für alle anderen sind solche Strategien wichtig – ein Suchtausstieg bringt immer stressige Situationen mit sich.

Es gibt viele Entspannungsmethoden, alle haben aber eines gemein: Sie müssen sie üben. Fangen Sie also rechtzeitig damit an. Wenn Sie sie brauchen, sollten diese schon sitzen. Sehr ans Herz legen möchte ich Ihnen Atemübungen. Die haben einen großen Vorteil: Sie können sie immer und überall anwenden. Stressige Situationen (die dann Suchtdruck auslösen) treffen einen in der Regel im Alltag. Tai-Chi auf offener Straße oder Yoga vor dem Chef sind halt ein wenig schwierig. Was nicht bedeutet, dass Sie sich diese Techniken nicht auch ansehen sollten. Anleitungen für entspannende Atemübungen finden Sie reichlich auf YouTube. Für den Anfang schauen Sie mal nach Übungen zur »Bauchatmung«. Das ist wirklich simpel, trotzdem hoch effektiv und überall einsetzbar.

Übrigens: Viele Atemübungen zielen auf den Vagusnerv, also unser Verbindungskabel zwischen Darm und Gehirn. Ein weiterer Beleg dafür, wie eng unser Verdauungssystem und unser Gefühlsleben verflochten sind. Geben Sie also bei Ihrer Stichwortsuche als Suchanfrage auch mal »Vagusnerv« in Kombination mit »Entspannungsübung« ein.

Probieren Sie auch Entspannungsmusik, die Streamingdienste sind voll davon. Dort finden Sie zusätzlich geführte Meditationen, auch für Anfänger. Das ist der perfekte Einstieg. Probieren Sie es einfach in einer ruhigen Minute mal aus, am besten vor dem Schlafengehen.

Ihre Aufgabe lautet also: Machen Sie sich mit den verschiedenen Entspannungstechniken vertraut, suchen Sie sich aus, was für Sie am besten passt. Dann fangen Sie an zu üben und zwar möglichst sogar schon vor dem Tag eins. Das gilt auch, wenn Sie Ihre Entspannung beispielsweise mit der Aminosäure GABA als Nahrungsergänzungsmittel stützen wollen. Das funktioniert zwar, aber es ist keine Lösung, nur eine Pille zur Entspannung einzuwerfen. Abstinenz hat sehr viel mit dem Thema Selbstfürsorge zu tun. Also zu lernen, auf eigene Bedürfnisse zu achten und damit umzugehen. Deshalb kann eine GABA-Tablette unterstützen, ist aber keine langfristig erfolgreiche Strategie.

Nehmen Sie Ihren Freundeskreis unter die Lupe

Konsumieren Sie vor allem mit Freunden, ist jetzt sehr wahrscheinlich ein radikaler Schritt nötig. Nehmen Sie Ihren Freundeskreis genau unter die Lupe und analysieren Sie: Sind das wirklich Freunde? Oder doch eher Konsum-Buddys? Meint: Findet man sich eigentlich nur zusammen, um in »gemütlicher Runde« einen zu heben oder die Tüte kreisen zu lassen? Sind Suchtmittel der Kitt für diese Zusammenkünfte? Dann heißt es: Abstand halten. Vielleicht sogar Abschied nehmen, das betrifft vor allem Cannabis-Aussteiger. Es gibt viele Berichte von ehemaligen Kiffern, die klar sagen: Ohne den harten Schnitt wäre ihnen der Ausstieg nicht gelungen. Sie haben sich komplett von ihrem »Freundeskreis« getrennt. Auch wer zu viel Alkohol trinkt, hat meist mehr Saufkumpane als Freunde, von Partydrogen müssen wir gar nicht erst sprechen.

Es gibt eine einfache Methode, die Spreu vom Weizen zu trennen. Ein echter Freund wird ein »Nein danke« kommentarlos akzeptieren. Ein Sucht-Buddy macht Druck und will Sie überreden, doch zuzugreifen. Dann kommen blöde Sprüche wie: »Was ist denn mit dir los?« Oder: »Sei doch nicht langweilig.« Beliebt ist auch: »Komm, nur heute noch.« Die Liste ist schier endlos. Freunde machen so was nicht. Und alle anderen sortieren Sie bitte aus. Ob für eine Weile oder sogar ganz, liegt bei Ihnen. Fürs Erste aber ganz sicher.

Strategien für eine alkoholisierte Gesellschaft

Besonders brutal ist der Sozialdruck beim Thema Alkohol. Deshalb noch ein paar Worte extra dazu. Alkohol ist die einzige Droge, für deren Nichtkonsum man sich rechtfertigen muss. Schon verrückt, oder? Wenn Sie auf einer Party sagen: »Ich rauche nicht mehr«, schlägt man Ihnen auf die Schulter, vielleicht ernten Sie sogar ein neidisches »Ach, ich wollte, ich könnte das auch«. Auf jeden Fall aber käme kaum jemand auf die Idee, Ihnen nun unbedingt eine Kippe in den Mund quatschen zu wollen.

Lehnen Sie einen Drink mit der Begründung »Ich trinke nicht (mehr)« ab, guckt man Sie an, als wären Sie nicht ganz bei Trost. Sie werden aller Wahrscheinlichkeit nach die gesamte Klaviatur von Überzeugungsversuchen erleben. Wer keinen Alkohol trinkt, der gilt als Spielverderber. Wer trocken ist und nüchtern bleiben möchte, dem unterstellt man etwa den Spaßfaktor von Packpapier.

Wie viele ach so niedliche Begriffe hingegen gibt es für Menschen, die eigentlich nur eines sind: stockbesoffen. Die sind dann »beschwipst« oder »angeschickert«, haben »einen sitzen« oder »einfach ein wenig über die Stränge geschlagen«. Morgens haben diese dann keine hämmernden Kopfschmerzen, sondern »einen Kater«.

Es gibt Betroffene, die berichten sogar, nicht mehr zu privaten Partys eingeladen zu werden, weil sie eben nicht trinken wollen. Das ist sicherlich brutal. Trotzdem: Lassen Sie sich bitte nicht kleinkriegen. Sie müssen sich eines immer wieder vor Augen führen: Wer ein Alkoholproblem hat (und das insgeheim auch weiß), sucht immer die Gruppe von Mittrinkern. Das ist eine soziale Absicherung und eine Strategie, den eigenen Selbstbetrug weiter füttern zu können: »Guck: Alle trinken so viel, also bin auch ich normal.«

Trinkt jemand nicht mit, hält das den anderen einen trockenen Spiegel vor das Gesicht – und das stört deren Selbstbetrug empfindlich. Also muss der Nichttrinker bekehrt werden, koste es, was es wolle. Besonders gemein: Wer zu ihnen sagt: »Komm, einer schadet doch nicht«, der weiß wahrscheinlich sogar noch besser als Sie, dass es genau bei diesem einen Drink nicht bleibt. Er oder sie kann es nämlich auch nicht.

Lektion eins also für Sie: Wenn Sie in die Mangel genommen werden, um doch mitzutrinken, geht es nicht um Sie. Es geht um das Alkoholproblem desjenigen, der nicht lockerlassen will. Sie persönlich sind ihm eigentlich völlig egal.

Trotzdem ist dieser Druck natürlich mörderisch und gerade in erster Zeit eine echte Gefahr. Deshalb müssen Sie sich gut überlegen, wie Sie sich positionieren wollen, wenn Sie auf die erste Hochzeit, auf die erste Party gehen, auf der Sie nichts trinken wollen.

Der ganzen Diskussion gehen Sie natürlich erst einmal aus dem Weg, indem Sie beispielsweise vorschützen, derzeit Antibiotika oder andere Medikamente zu nehmen, die sich nicht mit Alkohol vertragen. Man wird Sie dann auch in Ruhe lassen, Sie haben ja einen Grund, nicht zu trinken. (Die Absurdität des Ganzen muss man sich einfach immer wieder auf der Zunge zergehen lassen. Man braucht einen Grund, nicht zu trinken.) Auf Dauer aber trägt das natürlich nicht, und Notlügen sind auch nicht jedermanns Sache.

Wie Sie am Ende damit umgehen, hängt auch stark von Ihnen ab. Hier noch ein paar Tipps, die Ihnen vielleicht helfen können.

So blöd es klingt, aber man wird auf einer Party oder in der Kneipe natürlich nicht zum Trinken genötigt, wenn man bereits ein Getränk in der Hand hat, das alkoholisch aussieht. Ein alkoholfreier Cocktail ist da immer eine gute Lösung. Gibt es keinen, lassen Sie sich eine Cola geben, aber in einem Whiskyglas. Mit Eis. Optisch von Whisky-Cola nicht zu unterscheiden. Andere Varianten: roter oder weißer Traubensaft im Weinglas, auch als Schorle.

Vorsichtig müssen Sie mit alkoholfreiem Bier sein. Man wird Sie dann wahrscheinlich zwar nicht dazu drängen, Alkohol zu trinken, wenn Sie ein solches im Glas oder in der Flasche haben, aber trinken sollten Sie es in der ersten Zeit besser nicht. Sie fordern Ihr Suchtgedächtnis damit möglicherweise heraus. Dem Biergeschmack folgt nicht das künstliche Belohnungsgefühl durch den Alkohol – Ihr Urzeitgehirn wird das eventuell vehement einfordern. Das gilt insbesondere, wenn Sie Biertrinker sind. Nach zwei alkoholfreien haben Sie dann Bier mit Prozenten in der Hand, davon können Sie fast mit Sicherheit ausgehen. Riskieren Sie es bitte nicht.

Übrigens: Entscheiden Sie möglichst schon vor der Party oder dem Essen, was Sie trinken. Fangen Sie nicht erst an, darüber nachzudenken, wenn der Kellner Sie fragt. Sofort bieten Sie dem Suchtgedächtnis ein Einfallstor. Das geht schneller als Sie »Wasser« sagen können, glauben Sie es mir. Bestellen Sie möglichst gleich als Erstes, noch vor den anderen. Am Schluss zu bestellen, während die anderen schon ihren Alkohol geordert haben, dann noch zögern – das provoziert ein »Ach, ich nehme auch ein Bier/einen Wein«. Also: Festen Plan haben, was Ihr Getränk des Abends sein wird.

Wenn es dann doch irgendwann dazu kommt, dass Sie aktiv ablehnen müssen, kommt es immer noch drauf an, wie Sie das Ganze formulieren. Eine Antwort wie »Ich trinke keinen Alkohol mehr« provoziert geradezu eine elende Diskussion über das Warum und Weswegen. Sie können genauso gut sagen: »Ich habe mir vorgenommen, mal einen Monat keinen Alkohol zu trinken.« Treffen Sie später erneut auf die gleichen Menschen, haben Sie halt festgestellt, dass Ihnen die Zeit ohne Alkohol gutgetan hat, und Sie sind in die Verlängerung gegangen.

Aber vielleicht sind Sie ja auch der Typ, der geradeheraus sein Umfeld informiert, und Sie trauen sich die nachfolgenden Diskussionen zu. Dann tun Sie das. Ehrlichkeit ist im Prinzip das

Allerbeste. Man muss sie halt durchziehen können. Gegenüber Ihren nahen Freunden und Ihrer Familie sollten Sie natürlich ehrlich sein. Denn von diesen brauchen Sie Unterstützung.

Holen Sie Ihren Partner ins Boot

Sehr wahrscheinlich weiß Ihr Partner oder Ihre Partnerin bereits von Ihrer Abhängigkeit – ausgesprochen oder unausgesprochen. Jetzt ist es Zeit für ein offenes Gespräch, denn Sie müssen ihn oder sie ins Boot holen. Das schafft Verbindlichkeit, und im Idealfall bekommen Sie so wichtige Unterstützung. Wenn Ihnen das jetzt Angst macht: muss es nicht. Wie gesagt wissen die Angehörigen meist sowieso Bescheid oder ahnen zumindest etwas. Sehr häufig sind sie mehr als erleichtert, wenn der Betroffene sich öffnet.

Wichtig: Seien Sie ehrlich. Brutal ehrlich. Reden Sie nicht um den heißen Brei herum und packen alles auf den Tisch. Für Alkoholabhängige, Porno- oder Spielsüchtige ist das natürlich eine Hammeraufgabe, ein Raucher braucht so ein Grundsatzgespräch nicht. So oder so: Legen Sie Ihren Ausstiegsplan detailliert dar. »Ab morgen höre ich auf«, hat Ihr Partner wahrscheinlich schon oft gehört, das reicht nicht.

Bitten Sie um Hilfe. Erklären Sie, dass eine vielleicht schwierige Zeit vor Ihnen liegt und dass Sie nicht ab Tag eins wieder so sein werden wie früher. Bitten Sie auch um seine oder ihre Abstinenz. Beispiel: Wenn ein Partner ein Alkoholproblem hat, der andere aber nur gelegentlich einen Drink nimmt, wird es ihm oder ihr nicht schwerfallen, darauf zur Unterstützung zu verzichten.

Problem süchtige Partnerschaft

Paare teilen zuweilen nicht nur Tisch und Bett, sondern auch ihre Sucht. Nun ist guter Rat wirklich teuer, und eine Patentlösung gibt es nicht. Wie auch. Vielleicht klappt der Doppelausstieg, wenn der Partner sich schon einmal damit beschäftigt hat, ob aufhören nicht eine gute Idee wäre. Dann hat die Bitte »Mach doch mit, bleib auch sauber« Aussicht auf Erfolg.

Missionieren Sie aber nicht, das ist ganz wichtig. Bitten Sie Ihren Partner Ihretwillen um Abstinenz. Sie können nur einen Impuls geben, haben aber keinen Einfluss darauf, wie es weitergeht. Sie kümmern sich ausschließlich um sich selbst. Fällt Ihr Partner um, ist das noch längst kein Grund, dass Sie ebenfalls wieder zugreifen. Das Stichwort lautet Abgrenzung. Ist Ihr Partner ebenfalls abhängig oder betreibt Missbrauch, machen Sie sich klar: Jeder von Ihnen beiden ist für sich selbst verantwortlich.

Zwei Abhängige sind sich gegenseitig keine Therapeuten, das funktioniert nicht. Sitzen zwei Menschen in einem sinkenden Boot, kann jeder nur noch sich selbst retten. Klammert er sich am anderen fest, gehen beide unter.

Das mag jetzt sehr dramatisch klingen, aber hier kommt eine gute Nachricht: Aus meinen Coachings weiß ich, dass sich so die Dinge oft auch für den Partner zum Besseren wenden. Bleiben Sie standhaft, wird Ihr Partner oder Ihre Partnerin positive Veränderungen an Ihnen bemerken. Das setzt häufig ein Umdenken in Gang. Aber dafür müssen Sie bei sich bleiben und nur für sich selbst sorgen.

Abgrenzung bedeutet nicht, jemandem den Stuhl vor die Tür zu setzen. Abgrenzung bedeutet, den anderen gewähren zu lassen und dafür zu sorgen, selbst abstinent zu bleiben – auch wenn der Partner nicht mitzieht oder einen Rückfall baut.

Das ist ohne Frage sehr, sehr schwer und braucht Übung, das kommt nicht über Nacht. Stecken Sie in einer solchen Situation, kann ich Ihnen nur professionelle Begleitung ans Herz legen. Profis sind auch und vor allem diejenigen, die da selbst schon mal durch sind.

Suchen Sie dringend Unterstützung in einer Selbsthilfegruppe oder bei einem ausgebildeten Therapeuten. Steckt Ihr Partner oder Ihre Partnerin in der Sucht fest, sind Ihre Chancen gering, es ohne Hilfe zu schaffen. Sie brauchen Kraft und Unterstützung, um gegebenenfalls auch ziemlich heftige Situationen zu überstehen. Beispielsweise erzählten mir Klienten im Coaching: »Dann hat er mir vor den Latz geknallt, ich solle doch lieber wieder trinken. Betrunken wäre ich deutlich besser erträglich gewesen.« Solche Boshaftigkeiten entstammen natürlich dem Frust, es selbst nicht zu packen. Aber so was geht ins Mark.

Taufen Sie Ihren Suchtteufel

Mit einem weiteren, relativ einfachen Trick legen Sie Ihr Suchtgedächtnis genial aufs Kreuz. Spalten Sie den Suchtwunsch gedanklich von sich ab. Das geht beispielsweise, indem Sie ihm einen Namen geben. Personifizieren Sie ihn. Weinhexe, Fluppenfiesling, Zockerzombie – was auch immer. Das kann natürlich auch ein ganz normaler Name sein. Aber am besten wählen Sie irgendetwas Fieses. Der Joker »Sucht-Ar…« geht immer. Es darf ruhig deftig zugehen, immerhin wollen Sie ja Ihre Instinkte ansprechen. Wenn Sie mögen, geben Sie der Figur auch ein Gesicht: Stellen Sie sich vor, wie dieses widerliche Geschöpf aussehen mag, das Sie zum Konsum verführen will.

Überfällt Sie der Gedanke an Ihr Suchtmittel, beschimpfen Sie Ihre Antipathiefigur dafür. Der Trick: Sie bekämpfen damit nicht sich selbst, sondern wehren sich gegen einen Dritten. Damit kommt unser Gehirn wesentlich besser klar, als wenn man es gegen sich selbst in die Schlacht schickt. Das kann es nicht. Wir können uns nicht selbst bekämpfen. Andere aber schon.

Machen Sie sich immer wieder bewusst: Eigentlich ist es nur Ihr Belohnungszentrum, das sich meldet. Schicken Sie genau jetzt Ihren Verstand ins Rennen. Eröffnen Sie den inneren Dialog: »Wer hat denn hier nun das Kommando? So ein paar falsch verdrahtete Nerven, eine schiefe Hirnchemie? Lächerlich. Ich habe euch durchschaut!«

Das geht in vielen Situationen sicherlich gut. Je nachdem,

wie rational Sie veranlagt sind, trägt Sie diese Betrachtungsweise auch durch schwierige Momente. Unterschätzen Sie aber Ihr Suchtgedächtnis nicht. Das kann Ihnen aus dem Nichts mit der Wucht eines D-Zuges entgegenknallen. Dann gegen den imaginären Suchtteufel zu kämpfen, mobilisiert Instinkte. Verteidigung gehört zu unserer Grundausstattung. Überleben und Arterhaltung sind Instinkte. Mit diesem Trick eröffnen Sie im Urzeitgedächtnis ein Schlachtfeld um die Abstinenz. Sie lassen den Wunsch nach Belohnung und Wonne (also das Suchtgedächtnis) und den Selbsterhaltungs- und Verteidigungstrieb aufeinander los.

Nebenbei: Das ist auch genau der Grund, warum einige Süchtige erst ganz tief fallen müssen, bevor sie abstinent werden. Die existenzielle Bedrohung, die Gefahr für Leib und Leben lässt Überlebensinstinkte anspringen. Unser Urzeithirn kapiert: Jetzt muss Schluss sein, das ist wichtiger als das Belohnungsgefühl. Deshalb hören Raucher auch sofort problemlos auf, wenn sie die Diagnose Lungenkrebs erhalten. Nur ist es leider dann eben meist zu spät.

Je konkreter Sie diese Sucht-Antipathiefigur für sich ausgestalten (Name, Gestalt, vielleicht sogar eine Stimme etc.), umso besser. Wenn Sie allein sind, hindert Sie auch niemand daran, nach dieser Figur einen Stift zu werfen oder sie anders zu verscheuchen. Auch lautes Pöbeln ist eine feine Methode. Ihr Gehirn nimmt Ihre Verteidigungsbewegungen oder Ihre Stimme durchaus wahr – Sie verstärken damit Ihre Abwehrhaltung. Klingt alles seltsam? Kann sein. Funktioniert aber.

Sobald Sie es geschafft haben, den Konsumwunsch von sich abzuspalten, bekommen Sie ihn wesentlich leichter in den Griff. Einen inneren Schweinehund zu besiegen, ist fast unmöglich. Warum? Weil er eben innen sitzt, also zu uns gehört. Wir können uns nicht selbst bekämpfen. Vor einem äußeren Schweinehund fürchtet sich keiner. Logisch. Ein Fußtritt jagt ihn zum Teufel.

Meldet sich also in Zukunft Ihr Suchtteufel, beschimpfen Sie ihn auf das Übelste, werfen Sie ihn gedanklich aus der Tür, beleidigen, verhöhnen ihn (»Ich bin stärker als du!«), meinetwegen verprügeln Sie ihn für all das, was er Ihnen in der Vergangenheit angetan hat.

Mehrfach süchtig: Alles zusammen über Bord?

Eine Sucht kommt bekanntlich selten allein. Mehrfachsüchte sind eher die Regel als die Ausnahme. Stellt sich also die Frage: Radikal alles auf einmal kappen oder nicht? In einer idealen Welt würde man sagen: weg damit. Komplett unmanipuliert erholt sich die Hirnchemie am schnellsten, und die Suchtautobahn im Kopf kann verkümmern. Anders verengt man sie erst mal nur auf eine Fahrbahn. Die Radikalmethode schützt auch vor einer Suchtverlagerung. Nicht selten qualmen beispielsweise trockene Alkoholiker auf einmal wie ein Schlot, obwohl sie vorher nur moderat rauchten. Der Cannabiskonsum eines Ex-Zockers kann durch die Decke gehen.

So logisch das alles ist: »Alles zusammen und sofort« ist die Antwort vom grünen Tisch. Die Wirklichkeit sieht oft anders aus. Wenn Sie mehrfach abhängig sind, müssen Sie ein paar Faktoren für sich klären.

- Wie sieht der Suchtmittel-Mix aus, wie stark sind die jeweiligen Abhängigkeiten und wie stark beeinflusst jedes einzelne Suchtmittel Ihr Leben negativ?
  Einem schwer Alkoholabhängigen, der nächtelang vor dem Gaming oder Pornos sitzt, bleibt kaum was anderes als der radikale Schnitt. Ein rauchender Kokser ist da anders aufgestellt.
- Welche Unterstützung haben Sie?
  Beispiel: Wer ein Suchtmittel in der Klinik entzieht und hinterher eine Langzeittherapie absolviert, schafft es in dieser geschützten Umgebung eher, den Rest gleich mit sein zu lassen. Wer es auf eigene Faust angeht, hat mehr zu kämpfen.
- Wie entschlossen sind Sie?

Einer der wichtigsten Faktoren überhaupt. Wenn Sie die Nase so richtig, richtig voll von Ihrem Suchtleben haben, steigert das die Erfolgschancen eines Radikalaustiegs enorm.

Ein Schritt-für-Schritt-Ausstieg bietet auch Vorteile. Sie wissen jetzt, dass jedes Suchtmittel außer dem Dopaminsystem unterschiedliche Nervenbotenstoffe manipuliert. Ziehen Sie abrupt den Stecker, bricht zuerst das Vollchaos aus. Das muss man erst mal aushalten. Das Risiko, mindestens bei einem Suchtmittel rückfällig zu werden, ist sehr hoch. Dann droht ein Dammbruch. Das Suchtgedächtnis meldet sich und kräht: »Siehst du, funktioniert eh nicht«, und der Komplettrückfall steht ins Haus. Der erfolgreiche Ausstieg aus zunächst nur einem Suchtmittel ist auch ein Erfolgserlebnis. Dann fällt es leichter zu sagen: »Hat einmal geklappt, klappt auch noch mal, ich weiß jetzt, wie es geht.« Wägen Sie also gut ab. Überstürzte Hurra-Entscheidungen bringen nichts außer einer erhöhten Rückfallgefahr.

Ein deutliches Wort aber zum Thema Internet, Gaming und Social Media: Hängen Sie zu viel im Web, muss dieses Verhaltensmuster gleich mit über den Jordan. Es hindert Sie daran, Ihren Alltag aktiv umzugestalten – eine Voraussetzung für den erfolgreichen Ausstieg. Damit ist die Aufgabenliste fast komplett, die Sie noch vor dem Tag eins erledigen müssen. Es fehlen nur noch zwei lebenspraktische Dinge.

Wählen Sie einen guten Zeitpunkt

Idealerweise haben Sie die ersten abstinenten Tage für sich. Sprich: Sie müssen nicht arbeiten gehen, es stehen keine Familienfeiern an oder Ähnliches. Vielleicht nehmen Sie sich einen Donnerstag und einen Freitag frei, Samstag und Sonntag dazu – und schon haben Sie sich eine hübsche Zeitnische geschaffen. Vielleicht nehmen Sie sich sogar länger Urlaub, es könnte sich auszahlen. Ein Wort an die Selbstständigen: Ja, ich weiß. Wir denken immer, wenn wir mal 72 Stunden nicht am Schreibtisch sitzen, bricht die Welt zusammen. Tut sie aber nicht. Wenn Sie sich eine fette Grippe einfangen, die Sie mit vierzig Grad Fieber ins Bett zwingt, halten Sie ja auch mal die Füße still.

Die gewonnenen freien Tage bieten Ihnen die Chance, sich ganz auf sich zu konzentrieren. Sie vermeiden Stresssituationen auf der Arbeit und kommen abends auch nicht erschöpft heim. So umgehen Sie schon einen ganzen Haufen potenzielle Trigger. Sind Sie nicht berufstätig, haben aber daheim durch Familienarbeit nicht minder viel um die Ohren: Überlegen Sie doch mal, ob der Nachwuchs sich nicht für ein paar Tage zu den Großeltern wegorganisieren lässt. Oder ob es andere Möglichkeiten gibt, damit Sie den Rücken frei bekommen.

Gehen Sie einkaufen

Wie wichtig das Thema Ernährung beim Ausstieg ist, haben Sie weiter vorne gelesen. Deshalb: Gehen Sie ordentlich einkaufen und zwar mit einer Liste. Gesundes gehört aufs Band, aber es muss Ihnen auch schmecken. Es bringt nichts, wenn Sie an Tag zwei mit langen Zähnen vor dem Kühlschrank stehen, weil Sie sich voller Eifer Dinge gekauft haben, die Sie bei Licht betrachtet eh nie essen würden.

Mit in den Einkaufswagen gehören auch nette kleine Sünden. Denken Sie daran: Süß, salzig, fettig mag unser Dopaminsystem. Süßes brauchen Sie auch, falls Ihr Blutzuckerspiegel durchsackt und sich das als Suchtdruck meldet. Also: Her mit der Extraportion Schokolade, Eis oder Gummibärchen. Denken Sie auch an ausreichend Getränke.

Das Thema Vorratseinkauf ist vor allem für Menschen mit Alkoholproblemen wichtig. Die Spirituosenabteilung ist ein Turbomagnet. So müssen Sie sich diesem Trigger für eine Weile nicht aussetzen. Betanken Sie auch noch mal Ihr Auto, wenn Sie sich das Rauchen abgewöhnen oder trocken werden wollen. Die Tankstelle ist ein Ort der Verlockung. Mal ehrlich: Wie oft haben Sie sich dort schon versorgt? Eben. Einmal volltanken, bitte. Dann müssen Sie in den ersten Tagen da gar nicht mehr hin.

So, jetzt kann es losgehen. Das Starterpaket ist komplett. Zu Ihrem innerlichen Stöhnen (»Das ist ja ganz schön viel und vor allem anstrengend«) eine Anmerkung: das stimmt! Aber ich wiederhole es noch einmal: Abstinenz bedeutet nicht: alles wie immer, nur ohne Konsum.

Sollten Sie mit diesem Buch zum ersten Mal versuchen, sich von Ihrer Sucht zu befreien: Glauben Sie es mir einfach. Haben Sie es schon so einige Male probiert, denken Sie zurück: Was haben Sie dafür im Alltag verändert? Lautet die Antwort: »Nichts bis nicht viel«, hat Ihnen Altmeister Einstein etwas mitzuteilen: »Die Definition von Wahnsinn ist, immer wieder das Gleiche zu tun und andere Ergebnisse zu erwarten.«

Schritt 2: Abstinenz, ich komme!

Irgendwann ist er dann da: der Tag eins. Damit aber eines gleich mal klar ist: Der erste abstinente Tag ist nicht der Anfang vom Rest Ihres Lebens ohne Suchtmittel. Es ist nur ein Tag. Das stimmt zwar nicht, aber so erzählen Sie es Ihrem Suchtgedächtnis.

Wenn Sie das jetzt schräg finden, ist das mehr als verständlich. Dieses »Nur für heute bleibe ich abstinent« ist aber einer der wichtigsten Kunstgriffe, um erfolgreich aus der Sucht auszusteigen. Solange die Suchtautobahnen im Hirn nicht umgebaut sind, läuft Ihr Suchtgedächtnis gegen die Aussage »nie wieder« Amok. Wer lässt sich schon gerne auf ewig wegnehmen, was er lieben gelernt hat? Auch wenn es eine Suchtliebe ist. Genau deshalb versuchen viele Abhängige den Ausstieg gar nicht erst. Ihr Suchtgedächtnis rebelliert und schreit: »Aber wie soll ich ganz ohne denn je wieder glücklich sein?« Deshalb legen Sie den Schreihals aufs Kreuz. Mit »nur für heute« wird er sich abfinden. Vielleicht schmollt er ein wenig, aber das geht. Das spielen Sie so lange, bis die ersten kritischen drei Monate herum sind, sich Ihre Hirnchemie erholt hat und die Nerven neu verdrahtet haben.

So können Sie ganz entspannt in den ersten abstinenten Tag gehen. Es sind ja nur vierundzwanzig Stunden. Ändern Sie Ihren Blickwinkel und schaffen so Ihr Suchtgedächtnis als Boykotteur aus dem Weg.

Jetzt ist auch die Zeit gekommen, die Früchte Ihrer fleißigen Vorarbeiten zu ernten. Holen Sie alle Pläne und Aufzeichnungen hervor. Denn jetzt geht es los mit der besseren Ernährung, der Bewegung, der Schlafhygiene und allem, was Sie weiter vorne gelesen haben. Planen Sie auf dieser Grundlage Ihre ersten Tage gut durch. Nicht sekundengenau natürlich und auch realistisch. Aber planen Sie. Strukturieren Sie Ihren neuen Tagesablauf so, dass Ihr Suchtgedächtnis überhaupt keine Chance hat, den Kopf zu heben. Verwirren Sie es – und gehen abends glücklich abstinent ins Bett.

Belohnen Sie sich für erreichte Ziele

Gerade in der ersten Zeit dreht sich alles darum, Ihr Dopaminsystem happy zu machen und zwar ohne Suchtmittel. Sorgen Sie dafür. Stecken Sie sich Ziele und belohnen Sie sich, wenn Sie diese erfüllt haben. Je frischer die Abstinenz, umso kurzfristiger müssen die Ziele sein. Vergessen Sie nicht: Der kurzfristige Dopaminkick durch Ihr Suchtmittel braucht einen Ersatz. Ein Tagesziel erklärt sich von selbst: vierundzwanzig Stunden abstinent. Dafür dürfen Sie sich feiern und sollten das gerade am Anfang auch tun. Überlegen Sie sich kleine Nettigkeiten, die Sie sich gönnen.

Stecken Sie sich aber auch ein oder zwei weitere Tagesziele. Immer klein, immer realistisch müssen sie sein, und dann setzen Sie sich eine Belohnung darauf aus. Beispiel: Sie haben den geplanten Spaziergang wirklich gemacht, Sie haben sich einen Tag lang gesund ernährt, Sie haben die Kramschublade tatsächlich aufgeräumt. Nicht nur Aktivitäten zählen. Jede gewollte Veränderung ist wichtig. Genauso dürfen Sie sich beispielsweise belohnen, wenn Sie eine Triggersituation gut gemeistert oder sich gar nicht erst hineinbegeben haben.

Hilfreich sind dafür auch sogenannte Sober-Apps. Die zählen nicht nur Ihre abstinenten Tage, sondern je nach Programm auch Ihr eingespartes Geld, bei Rauchern die nicht eingeatmete Teermenge und vieles mehr. Schauen Sie sich danach um, sie sind ein nettes zusätzliches Gimmick.

Führen Sie ein Abstinenztagebuch

Ein heißer Tipp für die ersten drei abstinenten Monate: Führen Sie Tagebuch. Das muss keinen hohen literarischen Ansprüchen genügen. Skribbeln Sie, verwenden Sie Ihre eigene Sprache, Notizstil ist auch in Ordnung (sofern Sie in ein paar Monaten noch wissen, was gemeint war). Sie können sich ganz oldschool eine Kladde kaufen, der Computer tut es natürlich auch. Bitte verzichten Sie auf Sprachnotizen. Nehmen Sie sich die Zeit, zu schreiben. Sprechen strukturiert nicht so wie Schreiben, und später etwas nachblättern geht auch nicht. Ihnen geht so viel Wertvolles verloren.

Ihre Notizen haben einen Doppeleffekt. Sie reflektieren den vergangenen Tag und erschaffen das Protokoll Ihrer Heilung. Gab es heute Stolpersteine? Habe ich mich gut geschlagen? Was kann ich noch besser machen? Lesen Sie ein paar Wochen später Ihre Aufzeichnungen, werden Sie staunen. So viel hat sich verändert, so viel habe ich bereits erreicht. Das ist Motivation pur. Dafür müssen Sie Ihren Tag aber festhalten. Aus dem Gedächtnis funktioniert das nicht. Sie wissen ja nicht mal mehr, was Sie vorgestern gegessen haben, stimmt's?

Auch bei einem Rückfall ist so ein Tagebuch Gold wert. In der Regel kündigt sich dieser nämlich bereits ein paar Tage vorher an. Sie werden nachlesen können, wie es Ihnen an den Tagen vor dem Rückfall ging, was vielleicht schiefgelaufen ist und was dann letztlich zum Rückfall führte. Das hilft, beim nächsten Mal besser gewappnet zu sein.

Das erwartet Sie in der ersten Zeit

Die erste abstinente Zeit wird Sie fordern. Da ist es gut, wenn Sie schon wissen, was auf Sie zukommen kann. Es mag Sie vielleicht überraschen, aber das sind alles Muster, die sich immer wiederholen. Sie sind also weder der Erste noch allein damit. Und die beste Nachricht: Es geht vorbei. Nicht alles davon muss Ihnen widerfahren. Nur eines passiert garantiert nicht, nämlich dass alles sofort wieder wunderbar ist. Euphorische Postings frisch Abstinenter in sozialen Medien sind Selbstbetrug. Überhaupt: Nirgendwo wird so viel gelogen wie beim Angeln und in der Suchttherapie.

Die Gefühle fahren Achterbahn

Vom Stimmungshöhenflug zum Laune-Crash und retour in einer Stunde, ein frisch Abstinenter bekommt das locker hin. Die meisten werden dabei vor allem eines: ziemlich dünnhäutig. Manchen kommen aus dem Nichts die Tränen. Andere platzen vor Wut über eine Nichtigkeit.

Sie kennen die Ursache dieser Gefühlsachterbahn: ihre Hirnchemie, die völlig durcheinander ist und sich erst neu justieren muss. Das macht die Sache vielleicht ad hoc nicht besser, aber verstehbar und damit erträglicher. Stecken Sie im Gefühlschaos, machen Sie sich den Grund dafür klar: Sie ticken aktuell eben nicht richtig. Und zwar nicht, weil Sie einen an der Klatsche haben, sondern weil Ihre Nervenbotenstoffe Polka tanzen. Das bleibt nicht auf ewig so, das geht vorbei und gehört zur Heilung dazu. Also: tief durchatmen, aussitzen und warten, bis sich das Gewitter im Kopf verzieht.

Die Meteorologie in unserem Oberstübchen kennt auch durchaus stabile Hoch- und Tiefdruckphasen. Die berühmt-berüchtigte »Rosa Wolke« beispielsweise beschert Ihren Gefühlen einen Höhenflug der Extraklasse. Aber auch das ist nicht ohne.

Euphorie mit Tücken: Die Rosa Wolke

Die »Rosa Wolke« ist ein typisches Phänomen im ersten abstinenten Monat. Frisch der Sucht entkommen, fühlen viele Betroffenen über Tage oder sogar Wochen eine schier unbändige Energie, überschäumend gute Laune und könnten einfach nur noch die Welt umarmen. Schwebt die Wolke auch bei Ihnen vorbei, freuen Sie sich. Seien Sie aber auf der Hut. Machen Sie nicht den Fehler und erwarten, dass Ihre Abstinenz solche Euphorie zum Dauerzustand macht. Das ist nicht Ihr neues Ich, sondern ein Wetterphänomen.

Verlassen Sie sich drauf: Die rosa Wolke verzieht sich auch wieder. Wie bei jedem kommen dann auch wieder schlechtere Tage. Wenn da nur nicht dieses verdammte Suchtgedächtnis wäre. »Wie, das war es schon? Ist ja doch wohl alles nicht so toll, oder? Komm, ich weiß, wie wir die Stimmung wieder auf Vordermann bringen.« So oder so ähnlich tönt es dann. Verlassen Sie sich drauf, es kommt so. Bereiten Sie sich vor.

Kein Bock auf nichts: Anhedonie

Hedonisten lassen es so richtig krachen. Wilde Genüsse und sinnliche Ausschweifungen, das ist ihre Welt. Biochemisch gesprochen surfen Sie auf der Dopaminwelle. Genau das Gegenteil trifft so manchen frisch Abstinenten hart: die Anhedonie. Grund ist das lädierte Dopaminsystem. Anhedonie ist die Unfähigkeit, Freude aus etwas zu ziehen. Geliebte Hobbys werden uninteressant. Soziale Kontakte schlafen ein – es bringt dem Betroffenen nichts mehr, andere Menschen zu sehen. Motivation für Neues gibt es ohnehin nicht, wozu und wie auch, wenn das Dopamin fehlt. Wen das voll erwischt, der hat es anfangs richtig schwer. Da hilft wirklich nur, die Zähne zusammenzubeißen und abzuwarten. Das Dopaminsystem fängt sich wieder. Drei Monate dauert es, aber bereits nach den ersten drei Wochen spürt man mindestens eine Verbesserung. Erwischt Sie diese kalte Dusche, machen Sie sich klar: Dieses Trauertal ist kein Dauerzustand, so läuft nicht der Rest des Lebens. Es ist nur Ihr schwer lädiertes Dopaminsystem, das wieder heilen wird.

Sober Sex: tote Hose oder spitz wie Nachbars Lumpi

Auch Sex ist ja ein riesiges Dopamin-Thema. Da liegt es auf der Hand, dass sich in der Abstinenz einiges verändern kann. Im Prinzip ist das wie mit dem Gefühlsleben auch. Bei einigen frisch Abstinenten geht das Sexleben geradezu durch die Decke. Sie empfinden den Sober Sex viel intensiver, haben häufiger Lust, das Vorspiel dauert länger, der ganze Akt wird inniger.

Es gibt aber eben auch genau das Gegenteil. Gerade Suchtmittel wie Kokain oder Amphetamine, die das Dopaminsystem extrem kitzeln, hinterlassen dort oft einen Riesen-Flurschaden. Ist der ungezügelte, oft auch harte, schnelle Drogensex passé, herrscht erst mal Funkstille unterhalb der Gürtellinie. Das kann so weit gehen, dass das sexuelle Verlangen komplett einschläft. Bei Pornosüchtigen ist das besonders häufig. Deren völlig überstimuliertes Sexualreizsystem muss erst mal wieder abkühlen.

Es ist wie immer: Die Sexflaute dauert nur so lange, bis sich das Dopaminsystem berappelt. Aber das kann schon bitter sein. Ein kompletter Libidoverlust steigert das Rückfallrisiko deutlich. Auch hier heißt es dann: durchhalten und abwarten.

Wichtig: Sprechen Sie möglichst rechtzeitig mit Ihrem Partner oder Ihrer Partnerin. Vielleicht sogar vor Ihrem Ausstieg. Sagen Sie, dass das passieren kann, erklären Sie, warum und dass das nichts Persönliches ist. Ihr Partner oder Ihre Partnerin hat wahrscheinlich ohnehin mit Ihnen ein paar anstrengende Wochen vor sich, da braucht es nicht auch noch Missverständnisse im Bett.

Dauerhunger: Ein halbes Schwein auf Toast bitte

Fällt das Suchtmittel weg, rührt sich der Hunger. Das ist fast so sicher wie das Amen in der Kirche. Pragmatischer Ratschlag: Geben Sie ihm nach. Aber in Maßen. Sie wissen bereits: Fettiges, Salziges und Süßes sind Dopamintrigger. Warum sollte man das in der ersten Zeit nicht nutzen? Setzen Sie Chips, Schokolade oder Eiscreme doch zur Belohnung ein. Nur Mahlzeiten sollten Sie damit natürlich nicht ersetzen.

Es kann auch sein, dass Ihr Appetit insgesamt wächst und Sie häufiger Hunger haben. Dann ist das eben so. Geben Sie dem erst mal nach. Abnehmen ist jetzt wirklich nicht wichtig. Wir sprachen weiter vorn bereits darüber. Sorgen Sie dafür, dass Sie pfiffige Zwischenmahlzeiten parat haben. Beispiel: Rühren Sie sich eine große Schüssel mit Schokoquark zusammen. So richtig mit Sahne, Zucker und Kakao. Das stillt Gelüste und liefert trotzdem hochwertiges Eiweiß.

Achtung, Suchtdruck

Trotz bester Vorbereitung kann Sie scheinbar aus dem Nichts heraus der Suchtdruck überfallen. Der meldet sich zuweilen sogar in völlig untypischen Situationen, in denen Sie sonst gar nicht konsumiert haben und Sie die Trigger nicht auf den ersten Blick identifizieren können.

Können Sie den Druck noch kontrollieren, überlegen Sie: Was könnte der Auslöser sein? Denken Sie zuallererst an Ihren Blutzucker. Forschen Sie weiter: Haben Sie sich geärgert, gab es andere Auslöser? Die Suche ist nicht akademisch: Es geht darum, den Suchtdruckgrund abzustellen, um einen Rückfall zu vermeiden. In der Regel kommen Sie mit ein wenig Übung schnell drauf und können rechtzeitig gegensteuern. Nun ist auch die Zeit, Ihr

Motivationsschreiben für ein suchtfreies Leben aus der Tasche zu ziehen. Genau jetzt ist es Gold wert. Lesen Sie es, gerne auch mehrfach und laut.

Kopfmenschen retten sich oft auch mit der sogenannten Split-Screen-Technik. Meldet sich der Suchtdruck, stellen Sie sich zwei Szenarien vor: Wie laufen der Tag oder der Abend weiter, wenn ich jetzt zugreife – und wie, wenn nicht? Denn sind wir mal ehrlich: Konsumiert haben Sie in Ihrem Leben genug, um das ganz genau zu wissen. Das zeichnen Sie jetzt mal bis zu Ende nach. Zu Ende meint: bis zum Katzenjammer am nächsten Morgen. Dann stellen Sie sich vor, wie der Tag abstinent weiterläuft. Auch bis zum Ende. Also bis zum erfrischten Aufwachen morgen früh.

Versuchen Sie, sich in beide Szenarien so richtig hineinzufühlen. Oft zerplatzt der Suchtdruck dann schon wie eine Seifenblase.

Manchmal allerdings knallt der Druck wie eine Bombe, viel Zeit zum Denken bleibt dann nicht mehr. Der Verstand ist dann sowieso zweiter Sieger. Da hilft es nur noch, die Notbremse zu ziehen.

Bewährte Notbremsen

Ziehen Sie sich aus der Situation raus

Wo auch immer Sie sind, was auch immer Sie in diesem Moment gerade tun: Verlassen Sie sofort die Situation, sonst schaukelt sich das Ganze weiter auf und gerät außer Kontrolle. Der Rennwagen auf der Suchtautobahn fährt schon Höchstgeschwindigkeit, jetzt ist schnelles Handeln gefragt. Irgendeine Ausrede findet sich immer, um möglichst schnell zu verduften.

Auch wenn Sie alleine sind: Verändern Sie Ihre Umgebung. Erwischt Sie der Suchtdruck daheim auf dem Sofa, gehen Sie eine Runde um den Block. Aber ohne Geld! Und auch nicht in Richtung Ihrer gewohnten Versorgungsstationen. Auf jeden Fall gilt: raus aus der Situation.

Denken Sie in ganz kurzen Zeiträumen
Ihr Suchthirn hat zugeschlagen und will seine Belohnung. Jetzt. Hier. Sofort. Dem setzen Sie entgegen: »Nein, nicht jetzt. Jedenfalls nicht in den nächsten zehn Minuten. Ich werde in den nächsten zehn Minuten nicht konsumieren.« Das bekommen Sie hin, so lange lässt sich Ihr Suchtgedächtnis vertrösten. Notfalls gehen Sie in die Verlängerung. Wieder zehn Minuten. Mit ziemlicher Sicherheit ist der Spuk dann sogar schon vorbei, insbesondere, wenn Sie sich aus der Triggersituation rausgezogen und weitere Notfalltricks angewendet haben. Suchtdruck verschwindet in den meisten Fällen binnen einer halben Stunde. Ihr Suchthirn gaukelt Ihnen nur vor, die Lage sei quasi alternativlos und der Konsum müsste jetzt ohne Wenn und Aber sein.

Rufen Sie einen Vertrauten an
Greifen Sie zum Telefon. Lassen Sie sich von einer eingeweihten Person aus der Situation herausquatschen. Schütten Sie Ihr Herz aus. Was bedrückt Sie und lässt Sie schwanken? Im Idealfall haben Sie diese Person vorher gebrieft und sie weiß, was sie sagen soll. Auf jeden Fall soll sie Ihnen ausreden, jetzt zuzugreifen.

Essen Sie ein Stück Traubenzucker oder etwas Süßes
Möglicherweise ist Ihr Blutzuckerspiegel durchgesackt – gerade in der ersten Zeit ein häufiges Phänomen.

Lächeln Sie über das ganze Gesicht
Okay, das geht nur, wenn man alleine ist, es hilft aber wirklich. Notfalls ziehen Sie sich auf die Toilette zurück. Lächeln Sie so breit, wie Sie nur können, mit all Ihren Gesichtsmuskeln, und halten Sie diesen Ausdruck dreißig Sekunden, auch mehrfach, wenn nötig. Der Trick: Wenn die Gesichtsmuskeln zum Lachen verzogen werden, schüttet der Körper Glücksbotenstoffe aus. Dazu reicht die Mimik, Sie müssen nicht einmal einen Grund zum La-

chen gehabt haben. Die Glücksbotenstoffe tragen Sie über die Situation leichter hinweg.

Triggern Sie andere Sinne

Trinken Sie schnell so viel Wasser, bis der Bauch voll ist

Schütten Sie in möglichst kurzer Zeit so viel Mineralwasser (mit Kohlensäure!) in sich hinein, bis der Magen knallvoll ist. Die Magendehnung bringt Ihr Suchthirn auf andere Gedanken.

Lassen Sie ein Gummiband gegen Ihr Handgelenk schnalzen

Ziehen Sie ein Gummiband über das Handgelenk, spannen es und lassen es gegen die Haut schnellen, am besten auf der Pulsseite. Ja, das tut weh, ein wenig jedenfalls. Das soll es auch. Der Schmerz unterbricht die Suchtautobahn und irritiert Ihr Suchtgedächtnis.

Beißen Sie auf etwas Scharfes

Haben Sie immer etwas Scharfes in der Tasche (ein Stück Chilischote oder dergleichen), auf das Sie im Notfall beißen können. Es gibt sogar Chilibonbons. Das brennt dann zwar ordentlich im Mund, genau das aber lenkt vom Konsumwunsch ab.

Duschen Sie kalt

Nehmen Sie eine kalte Dusche. Alternativ stecken Sie sich einen Eiswürfel in den Mund – oder gleich hinten ins Hemd. Der Kälteschock wirkt Wunder.

Packen Sie Ihre Lieblingsmusik auf die Ohren

Stellen Sie sich rechtzeitig Ihre absolute Lieblings-Playlist zusammen. Die gibt es dann bei Suchtdruck auf die Ohren. Zur Not über Kopfhörer. Und dann: Volle Lautstärke. Wenn irgend möglich, tanzen Sie dazu, bewegen Sie sich, rocken Sie so richtig ab. Erschrecken Sie Ihr Suchtgedächtnis mit einem ordentlichen Headbang zu Tode.

Schnuppern Sie den Suchtdruck weg

Gerüche und Düfte sind starke Waffen. Sie können den harten Weg gehen und an Scheußlichkeiten wie Ammoniak schnuppern. Das lenkt ab. Sie können Ihre Nase aber auch verwöhnen. Ideal sind Gerüche, mit denen Sie Positives verbinden. Das Maiglöckchenparfüm von Oma oder eine frisch gemähte Wiese sind rote Ampeln für die Suchtautobahn. Es gibt quasi alle Düfte der Welt in kleinen Fläschchen zu kaufen. Suchen Sie sich Ihren rechtzeitig aus und zücken den Flakon, wenn es eng wird.

Werden Sie zum Gefühlsmanager

Egal welches Suchtmittel: Sie alle verschieben unsere Hirnchemie und verändern damit auch unser Gefühlsleben. Alkohol, Cannabis und Morphine malen die Welt rosa und betäuben Angst und Depressionen. Koks und Co kitzeln die Emotionen in unerreichte Höhen. Lässt man davon die Finger, kehren die echten Gefühle zurück. Das ist toll und schrecklich zugleich. Nichts ist wahrer als der Spruch: »Das Schöne an der Abstinenz: Ich spüre meine Gefühle wieder. Das Schlimme an der Abstinenz: Ich spüre meine Gefühle wieder.«

Genau so ist es. Es ist unbezahlbar, sich nach vielen zugedröhnten Jahren wieder klaren Geistes an Vogelgezwitscher zu erfreuen, das man zuvor nicht mal mehr wahrgenommen hat. Es ist aber mitunter sehr anstrengend, Negativgefühle wieder voll an sich heranzulassen, ohne einen Rückfall zu bauen.

Verschieben Sie (manche) Sorgen auf morgen

Gerade zu Anfang kann es richtig dicke kommen. Durch die Suchtkarriere kriselt die Partnerschaft, der Freundeskreis ist zusammengeschmolzen, auf dem Bankkonto herrscht Ebbe, und der Job hängt am seidenen Faden. So ein Grützberg hat auch die Motiviertesten schon blitzschnell rückfällig werden lassen. Deshalb: Analysieren Sie Ihre Lage und lassen Sie nicht alles gleichzeitig auf sich einprasseln. Versuchen Sie nicht, alle Probleme auf einmal zu lösen, das schaffen Sie ohnehin nicht.

Wenn es finanziell brennt, setzen Sie das auf Platz eins ihrer Liste und suchen sich gegebenenfalls Hilfe, etwa bei einer Schuldnerberatung. Dort geht man alles mit Ihnen durch und erstellt einen Plan, wie es weitergehen kann. Existenzängste killen jede Abstinenz. Gehen Sie das als Erstes an.

Für alle anderen Baustellen gilt der zentrale Satz der Suchttherapie: Kleine Schritte für kleine Füße. Sie sind am Anfang noch wackelig auf den Beinen. Vielleicht sogar physisch, sicher aber emotional. Sie können nicht alle Probleme mit einem Schlag aus der Welt schaffen, die sich über Jahre aufgetürmt haben. Bei Licht betrachtet sind einige Sorgen vielleicht nicht mal welche, sondern einfach nur Gedankengespenster, mit denen Sie sich selbst verrückt machen. Das eine vom anderen zu unterscheiden, ist gerade in der gefühlschaotischen Anfangszeit nicht leicht.

Droht Ihr Gefühlspaket Sie zu erdrücken, denken Sie kurzfristig. Konzentrieren Sie sich auf heute und allenfalls morgen. Halten Sie es wie Rainer Maria Rilke: »Es ist manchmal gut, die Sorgen so zu behandeln, als ob sie nicht da wären; das einzige Mittel, ihnen die Wichtigkeit zu nehmen.« Machen Sie sich klar: Je länger Sie abstinent sind, umso ausgeglichener wird Ihre Hirnchemie und umso besser auch Ihre Stressfähigkeit. In nur wenigen Wochen werden Sie Dinge belächeln, die Ihnen heute vielleicht noch schlaflose Nächte bescheren.

Mit Gelassenheit gegen den Frust

Frust ist ein Steigbügelhalter für Sucht und Rückfälle. Frust ist die Wut darüber, dass einem etwas passiert, was man nicht will und worauf man keinen Einfluss hat. Wer Frust parieren kann, ist gegen Rückfälle gewappnet. Das wirkungsvollste Mittel gegen Frust ist Gelassenheit.

Kaum etwas bringt all das besser auf den Punkt als das Gelassenheitsgebet. Die Anonymen Alkoholiker sprechen es seit Jahrzehnten in ihren Treffen. Man muss weder gläubig sein noch die AA mögen, um die Kraft der Worte zu spüren. Die Kurzform lautet:

Ich wünsche mir
die Gelassenheit, Dinge anzunehmen,
die ich nicht ändern kann,
den Mut, Dinge zu ändern, die ich ändern kann,
und die Weisheit, das eine vom anderen
zu unterscheiden.

Die Langform geht noch weiter:

Ich wünsche mir
die Geduld mit Veränderungen, die ihre Zeit brauchen,
und Wertschätzung für alles, was ich habe.
Toleranz gegenüber jenen mit anderen Schwierigkeiten
und die Kraft aufzustehen und es wieder zu versuchen –

Nur für heute.

Sie tun unendlich viel für sich und Ihre Abstinenz, wenn Sie sich diesen Spruch immer wieder ins Gedächtnis rufen. Vorschlag: Notieren Sie ihn doch irgendwo und tragen ihn mit sich. Kommt es mal dicke, klinken Sie sich kurz aus (ein Toilettengang ist immer akzeptabel) und reflektieren Sie ihn.

Die Eltern der Gelassenheit heißen Achtsamkeit und Selbstfürsorge. Beides ist für Süchtige ein Riesenthema. Süchtige können das nicht oder haben es verlernt. Deshalb steht jetzt ein Crashkurs an. Sie werden Ihr Gefühlsmanager. Die Stellenbeschreibung dazu lautet: »Sie haben ein feines Gespür für Ihre emotionalen und körperlichen Bedürfnisse und verstehen es, diese rechtzeitig zu befriedigen. Achtsamkeit und Selbstfürsorge haben Sie im Blut.«

Das gute alte Wort der Achtsamkeit

Achtsamkeit ist ein so schönes, aber leider totgerittenes Wort. Vielleicht machen auch Sie sich gerade lieber geistig vom Acker. Stopp, hiergeblieben. Wir dröseln das jetzt mal ganz praktisch auf, denn Achtsamkeit gehört zwingend in Ihr Ausstiegspaket.

Achtsamkeit ist: Sie stehen unter der Dusche. Sie spüren das warme Wasser an sich herunterperlen, das Prickeln auf der Kopfhaut. Sie nehmen den Geruch von Seife oder Duschgel wahr. Das Gegenteil ist: Sie stehen unter der Dusche, und Ihre Gedanken toben schon durch die heutige To-do-Liste. Alternativ grübeln Sie noch über gestern nach. Dabei werden Sie nebenbei auch sauber.

Achtsamkeit bedeutet, bewusst und mit allen Sinnen genau im Jetzt zu sein. Zur Achtsamkeit gehört auch, die Situation nicht zu bewerten. Sie ist nicht schlecht, sie ist nicht gut, sie ist, wie sie ist. Was so banal klingt, können die meisten Menschen nicht mehr. Sie haben es verlernt. Als Kinder waren wir alle mal Achtsamkeitsmeister. Auch Sie werden heute noch intensive Erinnerungen an damals haben. Gerüche, Geschmäcker, das Gefühl von Sonne auf der Haut, Farben und Geräusche. Da waren Sie achtsam.

Holen Sie sich dieses »mit allen Sinnen spüren und kurz innehalten« zurück in Ihr Leben. Sie brauchen es. Solche Momente sind bewusste Stopps im Alltagstrott und bieten Ihnen die Chance nachzuschauen, wie es Ihnen überhaupt geht. Genau da hapert es bei Abhängigen gewaltig. Viele haben den Draht zu sich selbst verloren. Wer Gefühle wie Müdigkeit, Hunger, Enttäuschung oder gar Frust nicht wahrnimmt, kann ihnen auch nicht begegnen und wird sie betäuben.

Achtsamkeit ist eines der besten Schutzschilde gegen Suchtdruck oder gar einen Rückfall. Sie lässt sich üben, und das wird ab jetzt zu Ihrer Daueraufgabe. So eine Ein-Minuten-Sinnesinventur ist gar nicht schwer.

Halten Sie mehrfach am Tag inne. Drücken Sie den Pausenknopf und nehmen Tuchfühlung mit sich selbst auf. Wie geht es Ihnen? Sind Sie müde? Hungrig? Tut Ihnen etwas weh? Sind Sie angespannt? Oder geht es Ihnen sogar richtig gut? Sind Sie fröhlich? Egal ob Hoch oder Tief: Nehmen Sie sie bewusst wahr. Was ist da sonst noch um Sie herum? Was sehen Sie? Wie riecht es, ist es kalt? Warm? Scheint die Sonne? Bemerken Sie vielleicht etwas, das Ihnen bislang in der gleichen Situation immer entgangen ist? Sie verstehen schon, wie das gemeint ist. Ihr Achtsamkeits-Stopp ist übrigens auch eine perfekte Gelegenheit, gleich auch noch Ihre Entspannungsatemübungen zu machen.

Nur wenn Sie wissen, wie es in Ihrem Inneren aussieht, können Sie rechtzeitig für Abhilfe sorgen. Und sich so darum kümmern, dass es Ihnen dauerhaft gut geht. Das nennt sich Selbstfürsorge. Auch hier liegt bei Abhängigen vieles im Argen.

Der Schlüssel zum Glück steckt von innen: Selbstfürsorge

Räumen wir mit einem Missverständnis auf: Selbstfürsorge bedeutet nicht Selbstoptimierung und hat auch nichts mit Egoismus oder gar Rücksichtslosigkeit zu tun. Selbstfürsorge heißt, sich darum zu kümmern, dass es einem gut geht. Klingt wieder mal so banal und ist doch für viele eine Herkulesaufgabe. Sie wissen gar nicht, wie das geht. Sie kennen Ihre Bedürfnisse nicht, haben sie vielleicht nie kennengelernt. Die Wurzel liegt häufig in der Kindheit und dem Glauben, Liebe gäbe es nur gegen Leistung und Wohlverhalten. Da ist für eigene Bedürfnisse und deren Befriedigung kein Platz.

Viele suchen auch als Erwachsene ihr Glück statt in sich selbst in ihrer Umwelt und verlieren sich dabei. Sie arbeiten bis zum Umfallen für ein Lob, geben ihre gesamte Kraft der Familie oder tragen den Partner auf Händen bis zur völligen Erschöpfung. So schlittern sie in die Sucht. Bei Abhängigen ist das ein sehr häufiges Muster. Selbst wenn solche Menschen tatsächlich mal spüren: »Das geht über meine Kraft, das will ich jetzt nicht«, schaffen sie es nicht, Nein zu sagen und sich abzugrenzen.

Wenn Ihnen das alles jetzt irgendwie bekannt vorkommt, möchte ich Ihnen sehr ans Herz legen, da genauer hinzusehen. Es sprengt den Rahmen dieses Buches, hier tiefer einzusteigen. Es gibt tolle Ratgeber zum Thema Selbstfürsorge und Eigenliebe. Denn das ist es ja, was eigentlich dahintersteckt.

Selbstfürsorge bedeutet auch Selbstverantwortung. Es gibt nur einen Menschen, der für mein Glück zuständig ist, und das bin ich selbst. Glücklich werde ich nicht, indem ich meine Bedürfnisse opfere, um meine Familie glücklich machen, meinen Partner, meinen Chef oder den Kaiser von China. Der Schlüssel zum Glück steckt von innen, und wer auf der Suche nach ihm Hilfe braucht, schaut besser am Ende seiner beiden Arme nach.

Wer gut für sich selbst sorgt, muss nicht Ja sagen, wenn er eigentlich Nein meint – und so wieder mal über die eigenen Bedürfnisse hinwegsieht. Abgrenzung ist für viele Abhängige ein echtes Problem. Dieses wiederkehrende Muster gilt es aufzulösen. Sollten Sie auch dazu gehören, denken Sie immer daran:

»Nein« ist ein vollständiger Satz

Merken Sie sich das gut, bläuen Sie sich das gerne auch täglich ein. Wiederholen Sie diesen Satz immer wieder. Wenn Sie etwas nicht möchten, weil es Ihnen nicht guttut, dürfen Sie das ablehnen. Auch ohne weitere Begründung. Auch das Neinsagen kann man üben. Halten Sie im Alltag immer mal wieder inne (das ist der Achtsamkeitsteil) und fragen Sie sich: Will ich das jetzt wirklich? Tut mir das gut? Und wenn nicht, dann trauen Sie sich, Nein zu sagen. Nein ist ein vollständiger Satz. Sie werden sehen, Sie werden hinterher immer noch akzeptiert und geliebt, auch ohne Ihre Grenzen überschritten zu haben. Das beispielsweise ist Selbstfürsorge.

Freude als Falle

Nun haben wir viele Seiten darauf verwendet, Ihnen Werkzeuge an die Hand zu geben, mit Negativgefühlen umzugehen. Zeit, auch vom Gegenteil zu sprechen. Denn auch Freude kann ein Rückfalltrigger sein. Ich hatte einmal einen Klienten im Coaching, der war zum Musterschüler in Frustmanagement geworden, selbst harte Nackenschläge konnten seine Abstinenz nicht erschüttern. Dann der Anruf: Rückfall! Wie konnte das passieren? Des Rätsels Lösung: Ihn hat die andere Seite der Gefühlsskala von den Socken geholt. Jahrelang hat er auf ein Auto gespart, nun war es endlich so weit, der Schlitten stand auf dem Hof. Alkohol legt bekanntlich auf jede Freude noch mal drei Schippen drauf. »Komm, das muss gefeiert werden«, wisperte die Weinhexe ihm ins Ohr – und er fiel um.

Nicht wenige bauen auch im ersten Urlaub einen Rückfall. Entspannung bei Sommer, Sonne, Strand und Meer. Die Abende sind lau, und das Leben ist wunderbar. Wie aus dem Nichts sitzt er auf Ihrer Schulter: der Suchtteufel. »Das lässt sich doch noch toppen«, lockt er Sie. Also: aufpassen. Können Sie absehen, dass so ein Highlight ansteht, legen Sie sich auch hierfür Ihre Strategien zurecht.

Sie werden sich noch kennenlernen

Der Weg in die Abstinenz und das Leben ohne Sucht wird Sie verändern. Das soll ja auch so sein. Unter Umständen kommt dabei jemand anderes heraus, als Sie es erwartet haben. Noch mal: Suchtmittel verändern unsere Hirnchemie. Fallen sie weg, kommt viel Neues zum Vorschein. Immer gern genommen sind mehr Lebensfreude, mehr Energie, bessere Konzentration und Kreativität.

Es kann aber auch sein, dass Sie feststellen: Eigentlich bin ich ja gar kein Partylöwe, mir gehen Menschenmengen bei Licht betrachtet auf den Geist. Oder: Wer nicht mehr mörderisch Überstunden schiebt, weil das mit der Selbstfürsorge endlich klappt, stellt vielleicht die Karriereleiter infrage – und damit das Selbstbild vom erfolgreichen Machertyp.

Das alles ist völlig in Ordnung. Akzeptieren Sie sich so, wie Sie (dann) sind. Vor allem: Versuchen Sie nicht, Ihr altes Selbstbild krampfhaft aufrechtzuerhalten. Sie sind, wie Sie sind. Alles andere könnte sich zum erneuten Einstieg in die Suchtspirale entwickeln. Begreifen Sie den Weg in die Abstinenz also auch als eine Erkundungsfahrt zu sich selbst. Sie könnte spannend werden.

Gemeinsam stark

Ich verspreche Ihnen: Wenn Sie das ganze Ausstiegspaket wirklich konsequent umsetzen, sind Sie auf einem sehr guten Weg. Trotzdem gibt es noch ein paar Dinge, die Ihnen zusätzlich helfen und Sie unterstützen können.

Und noch mehr Hilfe

Mit das Schlimmste an einer Suchterkrankung ist die Isolation. Das Gefühl ist mörderisch, mit scheinbar unüberwindbaren Problemen allein zu sein. Es quält, sich zu schwach zu fühlen, der Suchtspirale zu entkommen, und sich dafür auch noch zu geißeln. Ein Besuch in einer Selbsthilfegruppe kann das schlagartig ändern. Dort sitzen Menschen, denen es ebenso geht oder ging. Wir sind soziale Wesen, und die Verbindung mit anderen gibt uns Halt und Sicherheit. Das war schon bei den Neandertalern so. Das Gefühl »Ich bin nicht allein« kann ein echter Gamechanger sein.

Wenn, ja wenn, da nicht trotzdem noch diese Scham wäre. »Was ist, wenn mich jemand erkennt?« Ich sag Ihnen mal was. Wenn Sie jemand erkennt, dann erkennen Sie den auch. Sie beide wissen dann: Wir haben ein Suchtproblem, wir sitzen in einem Boot – und werden darüber außerhalb der Gruppe fein Stillschweigen bewahren. Vergessen Sie nicht: Da sitzt kein Tribunal, da sitzen Betroffene wie Sie. Außerdem gibt es einen Schweigekodex: Was in der Gruppe gesagt wird, bleibt da auch. Nun ist das keine Garantie, aber doch eine moralische Verpflichtung.

In einer Selbsthilfegruppe können Sie Ihr Herz ausschütten und müssen sich nicht groß erklären. Die anderen verstehen ohne viele Worte. Auch wenn man anfangs denkt, der eigene Fall sei ja speziell – er ist es nicht. Sucht folgt Mustern. Genau deshalb wissen die anderen auch, worüber Sie sprechen, und können Ihnen aus eigener Erfahrung weiterhelfen. Dabei ist das Suchtmittel sogar ziemlich egal. Deshalb können Sie durchaus auch in eine gemischte Gruppe gehen. Da sitzt der Alkoholiker neben dem Junkie, der dem Zocker freundlich zuzwinkert. Zusammen hören sie der Mehrfachabhängigen zu, die versucht, aus ihrer Tablettenabhängigkeit und Cannabissucht auszusteigen. Es ist immer wieder erstaunlich, wie sich die Geschichten ähneln.

Der Ablauf eines solchen Meetings ist sehr unterschiedlich. Das klischeehafte »Ich heiße Peter und bin ein süchtiger Mensch« ist Teil des Rituals der Anonymen Alkoholiker und verwandter Gruppen und stimmt bei Weitem nicht immer. Die AA sind sicherlich die bekannteste und auch größte Selbsthilfeorganisation. Es gibt Ableger für viele andere Süchte, auch für Angehörige. Mit ihrem sehr spirituellen Ansatz sind die AA nichts für jeden, haben aber schon vielen Menschen geholfen. Selbsthilfegruppen gibt es auch unter dem Dach der Caritas, des Kreuzbundes, der Guttempler oder vom Blauen Kreuz. Hinzu kommen auch noch sogenannte freie Gruppen.

Vorschlag: Schauen Sie sich doch mal nach Angeboten in Ihrer Gegend um und beschäftigen sich gegebenenfalls mit Konzepten wie den AA. Dann springen Sie über Ihren Schatten und gehen mal schnuppern. Was haben Sie zu verlieren? Nur so finden Sie heraus, ob das überhaupt was für Sie ist, ob die Chemie innerhalb der Gruppe stimmt und ob Sie sich dort wohlfühlen.

Eines ist aber klar: Selbsthilfegruppen sind eine Option und kein Muss, wie es oft in der offiziellen Suchttherapie dargestellt wird. Spricht Sie das an und Sie ziehen daraus Kraft, fein. Wenn nicht, lassen Sie das Thema sein und gehen eben nicht.

Ein letztes Wort noch dazu: Der Besuch einer Selbsthilfegruppe kann manchmal auch nach hinten losgehen. Die Suchtgeschichten der anderen können triggern. Wenn Sie zu Ihrem ersten Meeting gehen, sollten Sie sich auch darauf vorbereiten. Denken Sie dran: Sie können jederzeit aufstehen und gehen. Sofort raus aus der Triggersituation gilt auch hier.

Podcasts, Bücher, Videos

Eine super Unterstützung sind für viele auch Bücher, Podcasts und Videos zum Thema Sucht. Dokus, wissenschaftliche Infos und Betroffenenberichte: Das Netz und die Streamingdienste sind voll davon, machen Sie sich einfach auf die Suche. Der Effekt ist ähnlich wie der einer Selbsthilfegruppe: Sie hören die Suchtgeschichten der unterschiedlichsten Menschen und werden Parallelen entdecken. Aus jeder Geschichte nimmt man etwas für sich mit. Was fehlt, ist natürlich die Chance, Ihr Herz auszuschütten.

Die Beschäftigung mit dem Thema hält das Bewusstsein wach, nicht einfach zur Tagesordnung überzugehen und auf der Hut zu bleiben. Erkunden Sie, was andere straucheln ließ und welche Tipps und Tricks sie haben, um der Sucht zu entkommen.

Noch viel größer ist das Angebot übrigens auf Englisch, auch und gerade bei den Betroffenenberichten. Das liegt daran, dass man im angloamerikanischen Sprachraum bereits sehr viel offener mit dem Thema Sucht umgeht. Sofern Sie in der Sprache fit genug sind, schauen Sie sich dort doch auch mal um.

Therapeutische Begleitung

Viele Menschen schaffen es allein aus der Sucht. Andere suchen sich zu Recht Hilfe. Das ist gut und richtig und spätestens etwa bei schwerer Abhängigkeit beispielsweise von Alkohol, Schmerzmitteln oder Kokain unbedingt geboten.

Auch alle anderen können von therapeutischer Unterstützung profitieren. Seien Sie nur auf zwei Dinge vorbereitet. Das meiste von dem, was Sie bislang gelesen haben, wird Ihnen dort niemand erzählen, und es wird Ihnen auch nicht widerfahren. Das ganze Thema Neurobiologie der Sucht hat im heutigen System keinen Platz. Das Suchthilfesystem in Deutschland ist darüber hinaus ziemlich starr und hat ein paar Ecken und Kanten. Für Österreich und die Schweiz gilt Ähnliches, allerdings nicht in dem Ausmaß. Auch das soll keinen abschrecken.

Eines vorweg: Sie müssen nicht Ihren Verstand an der Garderobe abgeben. Wenn Ihnen beispielsweise ein Therapeut gegen den Strich geht und Sie spüren, das passt für Sie nicht, suchen Sie nicht die Schuld bei sich. Das ist okay. Gerade am Anfang der Abstinenz ist man unsicher und glaubt erst mal alles. Klar, gerade Therapeuten sollten ja wissen, was sie tun.

Stellen Sie sich aber vor, Sie kommen in die Behandlung eines Psychologen, der in Vorträgen proklamiert: »Eines aber ist meines Erachtens allen Süchtigen gemein: Dass sie mehr oder minder beziehungsgestört sind. Auch unter der Bedingung der Abstinenz vom Suchtmittel ist mir bisher noch kein Abhängiger begegnet, bei dem man von reifen oder gesunden Beziehungsmustern sprechen könnte. Das Gemeinsame aller Formen von Sucht ist, dass der Abhängige die personalen Bezugsobjekte ausgetauscht hat gegen stoffliche Liebesobjekte, die er nach seinen Bedürfnissen handhaben kann und mittels derer er seine Konflikte, seine Wünsche und Frustrationen, seine Ambivalenzen zwischen Liebe und Hass austrägt.«

Für diese wilden Thesen gibt es keine wissenschaftlichen Belege. Das ist ausschließlich die Meinung dieses einen Therapeuten. Wenn er noch nie einen beziehungsfähigen Süchtigen kennengelernt hat, wird er wohl dafür gesorgt haben, sein Weltbild nicht ins Wanken zu bringen. Sprich: Der Patient geht nicht nur mit dem Wissen, ein Suchtproblem zu haben, nach Hause, sondern im Glauben, auch noch beziehungsunfähig zu sein. Dieser

Therapeut hat vor seiner Praxiseröffnung übrigens auch an einer deutschen Universitätsklinik mit dem Schwerpunkt Suchterkrankungen gearbeitet.

Das ist ein bewusst herausgepicktes Negativbeispiel, keine Frage. Es ist die Ausnahme, nicht die Regel. Es soll nur verdeutlichen: Wenn Sie spüren, da stimmt was für mich nicht, dann liegt das nicht zwangsläufig an Ihnen, und Sie dürfen auch Nein sagen. Das Beispiel zeigt aber noch etwas.

In der Suchttherapie herrscht so mancher Wildwuchs. Gurken müssen heutzutage strenge Qualitätsnormen erfüllen, für die Therapie der Volkskrankheit Sucht gilt das nicht. Es gibt zwar sogenannte medizinische Leitlinien, aber die muss man sich nur mit erfahrenem Auge ansehen und weiß: Das klingt alles toll, passiert aber oft nicht.

Das vorgesehene Schema kennt in Deutschland im Wesentlichen zwei Therapiezugänge: die Suchtberatung oder den Hausarzt. Ohne einen der beiden geht gar nichts, wobei der Hausarzt gerne wiederum an die Suchtberatung verweist. Im Idealfall sitzt Ihnen bei der Suchtberatung jemand gegenüber, mit dem Sie gut können und bei dem die Chemie einfach stimmt. Was diese Person kann, ist allerdings völlig unterschiedlich. Ziemlich sicher ist: Sie hat keine medizinische Ausbildung, Psychologen sitzen auf diesen Stühlen nur im absoluten Ausnahmefall.

In Deutschland ist Suchtberater nicht mal eine geschützte Berufsbezeichnung, anders als in Österreich und zu Teilen auch in der Schweiz. Natürlich legen die großen Suchtberatungsträger trotzdem Wert auf Qualität und werden da niemand völlig Ahnungslosen hinsetzen. Trotzdem: Einen Standard gibt es nicht. Das ist ein ziemlicher Hammer, bedenkt man, dass diese Person nicht nur die erste Anlaufstelle für die meisten Betroffenen ist, sondern auch die aus ihrer Sicht nötigen Therapieschritte anleiern soll. Die meisten Suchtberater machen einen richtig guten Job. Aber wie kann es sein, dass es in Deutschland für eine so zentrale Position keine gesetzlichen Qualifikationsanforderungen gibt?

Viele überlegen, sich in der ersten Zeit parallel zum Alltag von einem niedergelassenen Psychotherapeuten begleiten zu lassen. Diese bieten beispielsweise eine kognitive Verhaltenstherapie oder eine motivierende Gesprächstherapie an. Wesentliche Elemente beider Behandlungen stecken auch in Ihrem Ausstiegspaket, das Sie weiter vorne kennengelernt haben. Das Ganze mit einem erfahrenen Therapeuten zu vertiefen und durchzuarbeiten, hätte Charme. Die Betonung liegt nur leider auf »hätte«, zumindest in Deutschland.

Es gibt generell zu wenige Psychotherapeuten, und von denen behandelt nur eine Handvoll überhaupt Suchtpatienten. Selbst wenn Sie einen gefunden haben, der Zeit hat, gibt es noch eine Hürde. Und die ist geradezu irrwitzig. Eigentlich darf der Psychotherapeut Sie gar nicht behandeln oder besser, nur als Ausnahmefall. Das Gesetz schreibt vor, dass ein Abhängiger eigentlich erst zum niedergelassenen Psychotherapeuten darf, wenn er bereits nachgewiesen abstinent ist. Die Ausnahme: Die Abstinenz muss spätestens bis zur zehnten Sitzung erreicht sein. Auf den Zirkus haben die meisten Psychotherapeuten einfach keine Lust, und bei ohnehin vollem Terminkalender winken sie bei Suchtpatienten deshalb oft einfach ab.

Kürzen wir das Ganze ein wenig ab. Der vorgesehene Weg für den Ausstieg aus der Sucht sieht wenig Varianten vor. Am Anfang stehen die Suchtberatungsstelle oder der Hausarzt. Nach einer eventuell nötigen körperlichen Entgiftung geht es in die Langzeittherapie, stationär oder ambulant. Dort findet der Betroffene dann auch unter anderem psychotherapeutische Unterstützung. Ob stationär oder ambulant: Der Betroffene ist viele Wochen (bis zu drei Monate) tagsüber fest eingespannt.

So eine Käseglocke kann unglaublich gut und heilsam sein. Wer im Alltag an allen Fronten kämpft, ist froh, sich einmal rausziehen zu können. Es gibt Süchtige, die haben durch ihre Erkrankung auch völlig ihre Tagesstruktur verloren. Die erlernen sie in der Langzeittherapie neu, und das ist dann gut und richtig. Trotzdem ist das bei Weitem nicht für jeden der Königsweg.

Rückfall – und nun?

Aller Vorsicht zum Trotz kann es passieren: Zack, Sie haben wieder zugegriffen, der Rückfall ist da. Jetzt gilt es, richtig zu reagieren.

Es ist falsch, einen Rückfall als Lapsus abzutun. Krönchen richten und weiter ist nicht die passende Einstellung. Das legt das Fundament für den nächsten ... und den nächsten ... und den nächsten. Am Ende sind Sie dann nicht mehr abstinent, sondern legen allenfalls Konsumpausen ein. Man hat halt nur alle zwei Tagen einen Rückfall. So läuft das nicht.

Andererseits ist es auch nicht richtig, nach einem Rückfall die Flinte ins Korn zu werfen und sich mit Selbstzweifeln zu quälen. Manche Abhängige ziehen aus diesem Frusterlebnis die Legitimation zum Weitermachen (»Hat ja eh alles keinen Sinn, alles Mist ...«), und das ist wohl das größte Eigentor überhaupt. Ein Rückfall ist eine ernst zu nehmende Sache und ein Warnsignal. Ganz wichtig: Ist er passiert, packen Sie das nicht einfach so beiseite.

Bemühen Sie sich, herauszufinden, wie es dazu kam. Mit ein wenig Detektivarbeit werden Sie sehr wahrscheinlich darauf kommen. War es Langeweile? Frust? Konnten Sie ein bestimmtes Gefühl nicht aushalten? Sind Sie aus Sozialdruck schwach geworden? Hat die rosa Wolke Sie eingelullt? Denken Sie sehr genau nach und ziehen Sie dann die Konsequenzen daraus, entwickeln Sie Gegenstrategien, gehen Sie ins Feintuning.

Häufig kündigt sich ein Rückfall übrigens an. Der Suchtteufel kommt auf sehr leisen Sohlen, er ist Meister im Anschleichen. Der Konsumwunsch mogelt sich meist langsam in unseren Kopf. Auch deshalb ist ein Abstinenztagebuch wirklich Gold wert. Schauen Sie nach, was in den Tagen davor geschah und wie Sie sich gefühlt haben.

Sind Fehler zu erkennen? Haben Sie bei der Ernährung geschlampt und hatten eigentlich Hunger? Sind Sie über Ihre Grenzen gegangen, haben Sie Ihre Achtsamkeit und Selbstfürsorge vernachlässigt? All das erzählt Ihnen das Tagebuch.

Jeder Rückfall ist zwar ärgerlich, aber kein Weltuntergang. Reißen Sie das Pferd sofort herum, bietet er sogar eine Lernchance. So oder so ist er die Nachricht an Sie: Ihre Suchtautobahnen sind noch intakt, seien Sie auf der Hut.

Ein Trost zum Schluss: Vielleicht hilft Ihnen die Vorstellung, dass dieses Mal vielleicht das Suchtgedächtnis gegen Ihren Verstand gewonnen hat. Eine Schlacht mag verloren sein, aber nicht der Kampf.

Einmal süchtig, immer süchtig?

Jedem frisch Abstinenten brennt dieselbe Frage auf der Zunge: »Darf ich denn wirklich nie wieder?« Jetzt stecke ich in einem echten Dilemma. Ich beantworte Ihnen diese Frage aus meiner Erfahrung im Brustton der Überzeugung mit Nein. Das entspricht auch der gängigen Lehrmeinung. Allerdings: Es gibt Studien, die sagen auch etwas anderes. Das würde ich Ihnen am liebsten verschweigen, aber Wissenschaft ist nun mal Wissenschaft.

Sie haben jetzt viel darüber erfahren, wie Sucht entsteht. Basierend auf Ihrem Wissen: Wie würden Sie antworten? Denken Sie an die Suchtautobahn im Hirn, die sich zwar rückbauen lässt, aber nie ganz verschwindet – und die fix wieder herstellbar ist. Denken Sie daran, dass Suchtmittel Ihre Hirnchemie aus der Balance schießen. Vielleicht ist Ihre ja dafür sogar besonders empfindlich?

Was also meinen Sie, wird sehr wahrscheinlich passieren, wenn Sie doch wieder »mal so bei Gelegenheit und überhaupt viel seltener« konsumieren? Genau. Ich habe noch nie jemanden kennengelernt, der nach vielen Suchtjahren und einer Zeit der

Abstinenz wieder zu einem normalen Konsum zurückgekehrt ist. Alle nahmen denselben Weg. In kürzester Zeit waren sie wieder da, wo sie herkamen – oder steckten sogar noch viel tiefer im Schlamassel. Deprivationskonsum nennen Forscher das ganz vornehm. Gemeint ist: Das Suchthirn möchte alles nachholen, was es in der abstinenten Zeit verpasst hat. Der Konsum geht durch die Decke.

Andererseits soll es solche Menschen geben. Sagt jedenfalls die amerikanische NESARC-Studie, die sich auf Alkoholiker bezieht. Ich kann die Ergebnisse nicht ignorieren, sie sind nun mal da. Aber in mir sträubt sich alles. Denn nicht nur kenne ich niemanden, auf den das zuträfe, ich fürchte auch, dass so mancher das als Ausrede benutzen könnte. Unser Suchtgedächtnis ist so was von clever, wenn es um Hintertürchen geht. Und das hier ist ein gigantisches Scheunentor.

Ich kann Ihnen wirklich nur raten: Lassen Sie es. Denken Sie gar nicht erst daran. Sie fordern den Teufel zum Tanz auf. Ganz sicher weiß ich aber eines: Wenn Sie die Abstinenz mit allem durchziehen, was Sie weiter vorne erfahren haben, interessiert Sie die Frage bald eh nicht mehr. Suchtmittel braucht man nicht zum Glücklichsein und schon gar nicht zum Leben.

Freiheit

Liebesbeziehungen enden zuweilen langsam und schmerzhaft. Erinnern Sie sich? Eigentlich wollten Sie nicht mehr. Sie spürten, der Partner tut Ihnen nicht gut. Ständig gab es Stress, und trotzdem fielen Sie sich immer wieder in die Arme.

Sie wussten: Das wird nicht funktionieren. Nur war der Beziehungskitt aus Gewohnheit und Verklärung so zäh. Das Hin und Her war schmerzlich, nervenaufreibend und frustrierend.

Eines schönen Morgens wachten Sie auf und wussten: Es ist vorbei. Es fehlt nichts mehr. Zum ersten Mal spürten Sie keinen Wunsch mehr, in die nächste Runde zu gehen. Die Vorstellung, ohne sie (oder ihn) leben zu müssen, quälte sie nicht mehr. Sie waren frei.

Ersetzen Sie gedanklich das Wort Partner durch Ihr Suchtmittel. Dann wissen Sie, worauf Sie sich freuen können. Zufriedene Abstinenz bedeutet nicht Verzicht. Zufriedene Abstinenz bedeutet Freiheit. Wenn Sie erst am Anfang stehen, blinzeln Sie jetzt vielleicht ungläubig. Das kann auch gar nicht anders sein: Ihr Gehirn ist noch suchtverdrahtet, und die Vorstellung vom Glück ohne Konsum klingt für Sie so glaubhaft wie das Märchen vom Weihnachtsmann. Wobei man über den noch eher diskutieren könnte, denken Sie jetzt, geben Sie es zu.

Deshalb glauben Sie mir einfach und freuen Sie sich auf Ihre Un-Abhängigkeit. Noch einmal: Un-Abhängigkeit. Das überlesen Sie jetzt bitte nicht. Unabhängigkeit macht frei. Also freuen Sie sich auf Ihre Freiheit.

- die Freiheit, sich nicht mehr verstecken zu müssen.
- die Freiheit, nicht mehr lügen zu müssen.
- die Freiheit, nicht den ganzen Tag um den Konsum herum zu organisieren.
- Die Freiheit, jederzeit klare Entscheidungen treffen zu können.
- Die Freiheit, Auto zu fahren und keine Angst um den Führerschein zu haben.
- Die Freiheit, den Tag mit klarem Kopf zu beginnen.
- Die Freiheit von finanziellen Problemen.

Wenn Sie eines Tages aufwachen und nicht mehr fühlen »Ich darf nicht mehr«, sondern »Ich muss nicht mehr«, haben Sie gewonnen.

DIE SUCHTLÜGE

Glückwunsch. Wenn Sie bis hierhin durchgehalten haben, kennen Sie die Wurzeln von Suchterkrankungen und auch den erfolgreichen Weg in die Abstinenz. Vielleicht kratzen Sie sich jetzt am Kopf: Warum erzählt einem das keiner? Warum werden Abhängige dann immer noch ganz anders behandelt? Wer lügt hier? Die Antwort: niemand. Und alle.

Des Kaisers neue Kleider

Sie kennen das Märchen garantiert. Ein Kaiser lässt sich von zwei Webern aufschwatzen, sie könnten Kleider fertigen, die nicht nur prachtvoll aussehen, sondern auch von niemandem gesehen werden können, der dumm sei oder für sein Amt nicht tauge.

Die Weber arbeiten an leeren Webstühlen. Sie verlangen immer mehr Geld und feinste Seide, beides landet in ihren Taschen. Weder der Kaiser noch seine Minister können eingestehen, dass sie das angeblich feine Tuch gar nicht sehen, sie wären ja sonst dumm und untauglich für ihren Job. Ein Festumzug steht an. Der Kaiser will sich in seinem neuen Gewand zeigen und geht wie Gott ihn schuf durch die Straßen. Auch das Volk weiß von der angeblich besonderen Eigenschaft der Stoffe. Niemand sagt ein Wort. Bis ein Kind ruft: »Der Kaiser hat ja gar nichts an!«

Schweigen aus Druck durch die Gruppe, Furcht um Positionsverlust und finanzielle Einbußen. Niemand spricht die offensichtliche Wahrheit aus. Auch Schweigen und Weitermachen wie immer kann lügen sein.

Ihr Suchtberater lügt Sie nicht an. Genauso wenig wie Ihr Hausarzt oder Ihr Therapeut. Trotzdem ist die heutige Suchttherapie eine kollektive Lüge. Sie gibt vor, die Gründe für Sucht im Wesentlichen zu kennen und auch behandeln zu können. Genau das stimmt aber nicht. Jeder Mitspieler im System der Suchtbehandlung weiß: Man dreht ein riesiges Rad und ist doch relativ gesehen erfolglos. Veränderungen müssten her. Trotzdem machen alle mit. Die Gründe sind, wie immer im Leben, Geld und Ego.

Es gibt durchaus Suchtspezialisten, die den Kaiser nackt nennen. Aber anders als im Märchen hört ihnen niemand zu. Sind sie zu laut, werden sie zum Schweigen gebracht. Einer von ihnen ist Dr. Marc Willenbring.

Er ist nicht irgendwer, und Sie haben ihn am Buchanfang bereits kennengelernt. Er leitete die Forschungsabteilung des US National Institute on Alcohol Abuse and Alcoholism (NIAAA), also der obersten staatlichen Institution zum Thema Alkoholabhängigkeit in den USA. Das ist wahrscheinlich eine der angesehensten und wichtigsten Stellen der Welt, wenn es um die Erforschung und Behandlung von Alkoholkrankheiten geht. Willenbring ist ein unverblümter Kritiker des gängigen Behandlungssystems. Seine Vorwürfe in aller Kürze: Die derzeitige Behandlung ist völlig veraltet, entbehrt jeglicher wissenschaftlichen Grundlage, die Therapeuten sind schlecht ausgebildet, und sie hilft den Betroffenen nicht.

Lassen Sie das auf sich wirken. Diese Worte stammen von einem ehemaligen Spitzenmann des NIAAA. Wenn Sie Ihre Handykamera auf den schwarz-weißen Code rechts halten, öffnet sich ein Link zum im Jahr 2010 von diesem Spitzenmann veröffentlichten

Artikel *Vergangenheit und Zukunft der Forschung zur Behandlung von Alkoholabhängigkeit.*

Willenbring lässt in seinem Artikel eine echte Bombe platzen. Die riesige, teure Suchttherapie-Industrie sei mehrheitlich nutzlos. Sein Argument: Etwa drei Viertel der Alkoholabhängigen reduzieren ohne jegliche professionelle Behandlung ihren Konsum oder hören ganz auf. Auch eine Selbsthilfegruppe haben diese Menschen nie besucht.

Willenbrings Erklärung dürfte der Suchtindustrie kaum geschmeckt haben. Er stellt fest, dass unterschiedliche Therapieansätze mehr oder minder gleich erfolgreich sind. Seine Schlussfolgerung: Wenn höchst verschiedene Therapien die gleichen Ergebnisse erzielen, ist wahrscheinlich nicht die Therapie der Erfolgsfaktor, sondern die Entscheidung des Betroffenen, überhaupt eine zu machen. Der Entschluss, etwas zu ändern, ist der Schlüssel. Der Therapiebeginn ist die Folge.

Auch sei das Suchthilfesystem nicht darauf ausgelegt, neue, forschungsbasierte Behandlungsansätze zu integrieren, bemängelt er. Man behandle die Betroffenen immer noch wie vor siebzig Jahren.

Willenbrings Artikel stammt aus dem Jahr 2010. Eine Konferenz unter seiner Federführung im selben Zeitraum mit dem Titel »Alkoholismus ist nicht, was wir bislang immer glaubten« fand zwar offenbar statt, aber ihre Spuren im Netz sind verschwunden. Artikel über die Konferenz lassen darauf schließen, dass dort auch ein weiteres Narrativ der Suchttherapie hingerichtet wurde: Alkoholismus (und Sucht im Allgemeinen) ist eben keine chronische, lebenslange Erkrankung. Möglicherweise war das der berühmte Schritt zu weit. Jedenfalls räumte Willenbring kurz danach seinen Posten beim NIAAA.

Geld regiert die Welt

Die Suchttherapie ist ein Multimilliardengeschäft und keine Wohltätigkeitsveranstaltung. Wer seinen Anteil vom Kuchen erobert hat, wird ihn mit Zähnen und Klauen verteidigen und sogar noch versuchen, diesen zu vergrößern. Der Betroffene spielt dabei keine Rolle. Das ist nicht nur in der Suchtbehandlung so, das gilt für das gesamte Gesundheitswesen. Wirtschaftliche Fehlanreize nennt man das vornehm. Bedeutet: Mit dem Patienten passiert etwas aus finanziellen Gründen und nicht, weil das medizinisch unbedingt sinnvoll wäre. Der Betroffene erfährt das nie.

Ein Beispiel: Viele Patienten mit Altersdiabetes bekommen Insulin verschrieben und denken, das sei gut für sie. Hingegen liest man im *Deutschen Ärzteblatt*: »Wir wissen eigentlich längst aus zahlreichen Arbeiten, dass eine Insulintherapie langfristig keine gute Option für den Typ-2-Diabetes darstellt.« Das gelte sowohl für die Sterblichkeit als auch für das Risiko von Herz-Kreislauf-Erkrankungen. Trotzdem ändert sich nichts. Der Autor kennt den Grund: Solange in Deutschland ein Typ-2-Diabetiker Insulin spritzt, bekommt seine Krankenkasse jedes Jahr einen Extrabatzen Geld aus einem Sondertopf. Das erhält sie aber nur so lange, wie der Patient auch brav zur Nadel greift. Folge: Ein Patient, dem es gelingt, vom Insulin wieder wegzukommen, ist für die Krankenkassen weniger attraktiv. Fazit des Autors: »Daher gibt es kein Interesse, Maßnahmen zur Remission [gemeint ist damit die Krankheitsverbesserung] zu unterstützen.« Diese Maßnahmen gäbe es, aber der Diabetiker bekommt davon nichts mit. Er weiß gar nicht, dass ihm viel Hilfreiches nicht erzählt und angeboten wird. Aus finanziellen Gründen.

Das ist nur ein Beispiel von tausenden. Mein Mann und ich hatten viele Jahre eines der größten Internetportale für Ärzte in

Deutschland. Einen großen Teil des Irsinns, den wir in dieser Zeit miterlebt haben, habe ich vor einigen Jahren in ein Buch verpackt. Wenn es Sie interessiert, suchen Sie sich doch antiquarisch *Patient in Deutschland – verraten und verkauft*. Gibt es für ein oder zwei Euro im Netz, wenn Sie ein wenig stöbern. Details mögen sich verändert haben, eines aber ist geblieben: Der Wahnsinn hat Methode. Es geht im Gesundheitswesen um Geld – und nicht um Sie.

Sucht-Rehakliniken sind betriebswirtschaftlich attraktiv. Den Einnahmen stehen überschaubare Ausgaben gegenüber. Das Personal setzt sich aus den Berufsgruppen zusammen, die zu Recht bereits seit Jahren über ihre Gehälter klagen. Aufwendige medizinische Geräte oder Behandlungsräume braucht es nicht. Das Gebäude muss keinen hohen Ansprüchen genügen. So einige Rehakliniken ähneln einer Jugendherberge aus den Achtzigerjahren, Mehrbettzimmer inklusive.

Ein Unternehmensberater vertraute mir mal an: »Der heißeste Tipp ist es, ein baufälliges, denkmalgeschütztes Gebäude im Nirgendwo zu kaufen. So was will heute niemand mehr haben, was will man damit auch sonst? Für den Klinikträger regnet es Fördermittel für die Sanierung und den Betrieb, dazu winken fette Steuervorteile.«

Sparen lässt es sich an Küchen-, Garten- und Putzpersonal. Nicht selten hält man die Patienten dazu an, dies selbst zu erledigen. Das gilt dann als therapeutische Maßnahme. »Bei entsprechender Dokumentation darf die Klinik das wirklich gegenüber den Kostenträgern so abrechnen«, weiß der Unternehmensberater. Wie immer im Leben sei vieles eine Darstellungssache.

»Was Rehakliniken besonders attraktiv macht, ist die Planbarkeit und die quasi hundertprozentige Auslastung«, rechnete der Berater mir vor. Rehakliniken sind Monate im Voraus ausgebucht, und der Bettenwechsel findet quasi fliegend statt, Leerstand gibt es nicht. Kostenträger der Langzeittherapie sind in Deutschland die Rentenversicherungsträger. Die Ironie dabei: Diese betreiben selbst auch Rehakliniken.

Das alles bedeutet nicht, dass in solchen Kliniken keine sinnvolle Therapie stattfindet. Aber es bedeutet sehr wohl, dass deren Betreiber Sturm laufen würden, wollte jemand etwas an dem bestehenden System ändern. Ein System, das sehr stark auf die Langzeitreha in der Klinik zugeschnitten ist.

Sehr zufrieden mit dieser Lösung sind auch die Krankenkassen. Sie müssen das Ganze so nämlich nicht bezahlen, das tun ja wie gesagt die Rentenversicherungsträger. Stellen wir uns nur mal vor, ein Abhängiger würde wirklich von so einem interdisziplinären Team untersucht und behandelt, wie wir es uns weiter vorne erträumt haben: viele verschiedene Fachärzte, Psychiater, Psychologen und Diätassistenten. Dazu kommen die Laborkosten für Nährstoffanalysen, Hormonchecks und dergleichen. Das alles müssten die Krankenkassen übernehmen. Sucht ist eine Volkskrankheit. Da kämen jährlich Milliarden zusammen. Die Spitzenverbände der Krankenkassen würden Himmel und Hölle in Bewegung setzen, um zu verhindern, dass sie auf einmal für solche neuen Ansätze in der Suchttherapie aufkommen müssten. Wo kein Geld fließt, wird aber auch nicht behandelt.

SEID UMSCHLUNGEN, MILLIARDEN

Gucken wir mal über den Großen Teich. Von dort kommen viele medizinischen Standards für Europa. In den USA liegen die durchschnittlichen Kosten für eine Behandlung in einer Suchtklinik bei 400 bis 900 Dollar pro Tag, einen Monat müssen die Betroffenen mindestens bleiben, viele Programme laufen aber auch über ein Vierteljahr. Kosten: bis zu 580 000 Dollar. Für eine ambulante Therapie rechnen die Institute 100 bis 500 Dollar pro Sitzung ab – und diese kann sich über Jahre hinziehen, eine Sitzung pro Woche ist die Regel. Hinzu kommen noch 5000 bis 7000 Dollar für eine eventuelle stationäre Entgiftung.

Jährlich erhalten ca. 1,4 Millionen Amerikaner eine solche Behandlung. Setzt man pro Betroffenem durchschnittlich 40 000 Dollar Behandlungskosten an (wobei das nur ein grober Mittelwert ist), klingeln bereits 56 Milliarden Dollar in der Kasse – jedes Jahr aufs Neue.

Ein Multimilliarden-Business mit steigender Tendenz. Wachstumsmarkt nennt das die Finanzwelt und reibt sich die Hände. Schon längst hat sie den Markt für sich entdeckt. Seit 2014 kaufen sogenannte Private-Equitiy-Firmen gezielt amerikanische Suchtkliniken auf, um sie in einer großen Kette zu vereinen und den Profit zu maximieren. So kaufte allein der Konzern Acadia Healthcare innerhalb von nur sechs Jahren 579 Kliniken.

Auch die niedergelassenen Ärzte würden sich mit Händen und Füßen wehren, kämen auf einmal Suchtpatienten etwa für Nährstoff-Checks in ihre Praxis. Es ist ein weitverbreiteter Irrtum, dass Ärzte durch mehr Arbeit mehr Geld verdienen. Der Irrsinn im Gesundheitswesen bringt mit sich, dass jede Arztgruppe einen pro Jahr festgelegten Geldtopf hat. Dieser wird dann geteilt durch die Leistungen, die die Ärzte abrechnen. Je mehr das sind, umso stärker sinkt das Honorar für die einzelne Behandlung. Ärzte wissen heute schon vor lauter Patienten nicht mehr, wo ihnen der Kopf steht, und mehr Geld würden sie wie gesagt auch nicht verdienen. Abgesehen davon, dass die wenigsten für die Arbeit mit Abhängigen ausgebildet sind.

Aktuell schafft es etwa jeder Zehnte, nach einer Langzeittherapie abstinent zu bleiben. Das ist ein grober Mittelwert über alle Süchte gerechnet. Das macht die Betroffenen zu sogenannten Drehtürpatienten. Einmal raus und gleich wieder rein. Eine bessere Behandlung könnte das ändern. Das ist Musik in den Ohren des Betroffenen, in den Büros der Systemprofiteure schrillen die Alarmglocken.

Abschließend ausnahmsweise mal ein gutes Wort für die Pharmaindustrie. An ihr wird oft kein gutes Haar gelassen und das nicht selten zu Recht. Bei der Suchttherapie aber muss man ihr wirklich danken. Klar, sie will Geld verdienen. Deshalb erforscht sie Substanzen, die beispielsweise den Suchtdruck lindern. Das geht aber nicht, ohne dass man den Grund dafür erkundet – und so auch die Neurobiologie der Sucht. Insofern ist Pharmaforschung ein wichtiger Motor dafür, dass das ganze Thema Hirnchemie quasi durch die Hintertür in die Suchtbehandlung Eingang findet. Ob man die Medikamente dann braucht oder nicht, steht ja auf einem anderen Blatt.

Die Medizin ist ein verknöcherter Verein

Die Medizin geht nie gerne neue Wege. »Haben wir schon immer so gemacht« ist ein gewichtiges Argument und »Das gibt es nicht« verbietet jede weitere Suche. Daran ändert auch ein rasender Wissenszuwachs durch Forschung nichts. Selbst die schlechten Erfolgsquoten der heutigen Suchttherapie motivieren die Behandelnden offenbar nicht, mal neue Wege zu gehen. Ein Chirurg, der nur jeden fünften oder gar zehnten Patienten erfolgreich operiert, wäre für jede bessere Operationsmethode dankbar. Bei der Sucht nimmt man die niederschmetternden Ergebnisse achselzuckend hin und macht weiter wie gehabt.

Neue Erkenntnisse oder bessere Behandlungsmethoden setzen sich in der Medizin sehr langsam durch. Hauptgrund sind die fast mittelalterlichen Hierarchien. Was der Chef sagt, das stimmt, und da wird auch nicht dran gerüttelt, ist eine eherne Regel. Wäre sich ein Gremium grauhaariger Medizineminenzen einig: »Die Erde ist eine Scheibe«, würde kein Jungdoktor dagegen das Wort erheben. Er würde sonst seine Karriere gefährden. Erst wenn er selbst die Hierarchieleiter hinaufgekrabbelt ist, darf er ungestraft den Mund aufmachen.

Es gibt den bissigen Spruch, medizinischer Fortschritt könne sich nur biologisch entwickeln. Gemeint ist: Ärztechefs müssen erst wegsterben (oder mindestens in Rente gehen), bevor der Weg für neue Behandlungsmethoden frei wird. Die Medizingeschichte steckt voller Beispiele, bei denen sich die Ärzteschaft lange an alte Ideen klammerte, obwohl die Forschung es schon besser wusste.

Magengeschwüre beispielsweise galten früher als seelische Erkrankung, die Patienten landeten auf der Psychocouch – ohne dadurch ihr Geschwür loszuwerden. Viele starben an inneren Blutungen, anderen musste der Magen komplett entfernt werden. Trotzdem beharrte die Medizinwelt darauf: Magengeschwüre kommen aus dem Kopf.

1983 entdeckten Robin Warren and Barry Marshall das Bakterium Helicobacter pylori als Verursacher von Magengeschwüren. Die Ärztewelt hätte erleichtert aufatmen müssen. Immerhin verschwand der Keim jetzt durch simple Antibiotika und mit ihm die Geschwüre. Eine einfache und wirksame Therapie. Doch weit gefehlt. Ein Sturm der Entrüstung brach los.

Warren und Marshall hatten es gewagt, als medizinische Nobodys ein Dogma infrage zu stellen. Für die Fachwelt stand fest: Im Magen leben keine Bakterien. Punkt. Der Gegenwind war so heftig, dass die beiden Forscher ihre Entdeckung nur unter größten Schwierigkeiten veröffentlichen durften. Die Medizineminenzen versuchten mit allen Mitteln, das zu verhindern. Irgendwann erschienen die Forschungsergebnisse dann doch.

Was nicht zu verhindern war, ließ sich immerhin ignorieren. Man tat einfach so, als gäbe es die Studien von Warren und Marshall nicht. Niemand kümmerte sich darum, die Omertà hielt.

Die beiden Wissenschaftler blieben stur, und Marshall griff zum Selbstversuch: Er schluckte Helicobacter-Keime, bekam prompt ein Magengeschwür und heilte es mit Antibiotika.

2005 erhielten Warren und Marshall den Nobelpreis für Medizin. Man muss es sich auf der Zunge zergehen lassen: Obwohl die Fakten auf dem Tisch lagen, dauerte es mehr als zwanzig Jahre, bis Magengeschwürpatienten endlich mit Antibiotika behandelt wurden.

Der Umgang mit Kritikern

Eigentlich ist Medizin eine Wissenschaft. Eine Wissenschaft wächst durch die wissenschaftliche Diskussion konträrer Ansichten und Theorien. Sagt jedenfalls das Lexikon. Die Wirklichkeit sieht oft anders aus. Ketzertribunale treten an die Stelle wissenschaftlicher Diskussionen. Je gewichtiger die Argumente des Neulings, je offenkundiger seine Therapieerfolge, umso härter schlägt man zu. Notfalls auch in die Magengrube. Das Ganze läuft nach dem bekannten System: »Ignorieren, auslachen, bekämpfen«, allerdings nicht immer zwingend in dieser Reihenfolge. Am Beispiel der Helicobacter-Forscher haben Sie das gerade kennengelernt.

Auch über Bill W. haben Sie weiter vorne schon gelesen. Der Gründer der Anonymen Alkoholiker war fasziniert von der segensreichen Wirkung des Vitamins B3 und wollte es unbedingt zum festen Bestandteil der Alkoholikertherapie machen.

»Das Establishment der Psychiater der amerikanischen Ostküste hörte von Bills Ideen und begann sich Sorgen zu machen«, berichtet Dr. Abram Hoffer, der Bill W. damals medizinisch zur Seite stand. Was er meint: Den Psychiatern schwammen die Felle weg. Sie sorgten sich um Bedeutung und Einnahmen. Ignorieren konnten sie Bill W. nicht, dazu war er als AA-Gründer zu populär. Also mussten sie seine Autorität infrage stellen, ihn lächerlich machen – zumindest, was seine medizinische Kompetenz betraf.

Hoffer erzählt von damals weiter: »Sie [gemeint sind eben diese Ärzte] wählten einen jungen Psychiater, der die Thesen in einem Schreiben an Bill W. widerlegen sollte. Ich war über die schlechte Qualität des Dokuments erstaunt, das voller Fehler steckte, es war schlecht geschrieben und hatte eigentlich nichts mit dem zu tun, was auf den Treffen diskutiert wurde. Dieser junge Psychiater wurde später zu einem der ganz großen Köpfe in der amerikanischen Psychiatrie.«

Offenbar gelang es diesen Psychiatern, in letzter Sekunde einen Tsunami zu stoppen. Bill W. hatte ja seine Reden zum Niacin nicht nur in erlauchten Kreisen gehalten. Scheinbar verbreitete sich die Botschaft rasend schnell in den AA-Gruppen, die über das ganze Land verstreut waren. Verkaufszahlen von Niacin schnellten in die Höhe. Im Jahr 1965 ging quasi noch überhaupt keines über den Ladentisch, 1966 hielt Bill W. seine erste begeisterte Rede, 1967 verkauften sich bereits 24 000 Packungen. Und das trotz borstigem Widerstand des Establishments, wie selbst Bill W. in einer Rede beklagte: »Dieses rasend ansteigende Interesse ist wirklich sehr überraschend, wenn man in Betracht zieht, wie apathisch und unwissend die Institutionen [er meint vor allem die therapeutischen Institutionen, also Ärzte, Kliniken] über all die vielen vergangenen Jahre waren.« Als Bill W. starb, verschwanden seine Ideen und die Begeisterung für Nährstoffe schnell von der Bildfläche, offenbar unter tatkräftiger Mithilfe des therapeutischen Establishments.

Sie irren, wenn Sie meinen, so etwas gäbe es heute nicht mehr. Fragen Sie mal Joanna Moncrieff, Psychiatrie-Professorin in London. Sie wagte es, ein Dogma zur Entstehung von Depressionen infrage zu stellen. Die Kollegen waren empört. Zunächst versuchte es das Establishment mit Herablassung, Hohn und Spott. Nur zündete das nicht, das Medieninteresse an Moncrieffs Studien war enorm. Nun legte man einen Gang zu. »Tonangebend war Awais Aftab, ein Psychiater von der Case Western Reserve University School of Medicine, der auf Twitter eine große Anhängerschaft hat«, schreibt der Berliner Psychologe Thorsten Padberg. »Als einer der Ersten behauptete er, eine ›Überschneidung‹ von Moncrieffs Ansichten mit Positionen der extremen amerikanischen Rechten erkannt zu haben.« Dabei hatte die Engländerin sich laut Padberg früher erkennbar links positioniert. Später landete sie dann auch noch in der Scientology-Ecke. Das ist bodenlos.

Es wird wohl noch viel Zeit vergehen, bis die Suchttherapie grundrenoviert wird. Zweifelsohne liegt noch ein langer Weg vor uns. Vielleicht ist es wie so oft: Der Druck dazu muss (auch) von den Betroffenen kommen. Denn es gibt einfach zu viele, die sich im heutigen System nicht wiederfinden. So wie ich. Und Sie vielleicht.

Vorsichtshalber zum Abschluss ein Hinweis in eigener Sache. Sollte der Inhalt dieses Buches Ihnen missfallen: Diskutieren Sie gerne sachlich mit mir. Wer keine Argumente hat und mich anders angehen möchte, nimmt bitte diese Statements von mir mit: Scientology ist mir zutiefst zuwider. Wer bei mir Ausländerfeindlichkeit sucht, kann das stecken lassen. Wir haben schon Flüchtlinge in unser Haus aufgenommen, da hat der Rest von Deutschland noch »Wind of Change« von den Scorpions gepfiffen. Ich habe viele Jahre in verschiedenen Ländern gelebt und gearbeitet, mein Freundeskreis ist sehr international. Ich spreche fließend Englisch, und fluchen kann ich auf Griechisch fast besser als auf Deutsch. Das Ding mit Nazi und so funktioniert auch nicht, die gehen mir mindestens so gegen den Strich wie Scientology. Eigentlich noch viel mehr. Ich quäle keine Tiere, fresse keine kleinen Kinder, bin freundlich zu meinen Nachbarn und sogar zu meinem Mann. Meistens jedenfalls. Danke, Schatz, für alles. Ohne Dich gäbe es dieses Buch nicht. Und mich vielleicht auch nicht mehr.

HABEN SIE NOCH FRAGEN?

Dann stellen Sie sie gerne mir oder anderen Betroffenen in unserem anonymen und kostenlosen Forum.

Wünschen Sie sich noch mehr Infos rund ums Thema? Dann schauen Sie vorbei.

Kann ich Ihnen weiterhelfen? Das mache ich gerne.

Mehr rund um das Thema Sucht und wie Sie sich davon befreien können hier:

http://www.alkohol-ade.com/sucht

DANKSAGUNG – ODER: SOKRATES WAR NE COOLE SOCKE

Sokrates verbrachte seinen Tag auf dem Athener Marktplatz und fragte Leuten Löcher in den Bauch. Das Ganze nannte er Mäeutik. So bezeichneten die alten Griechen die Hebammenkunst, den Beruf seiner Mutter. Fragen und Zuhören, so meinte der Alte, würden die Geburt neuer Erkenntnisse nicht nur begleiten, sondern fördern.

»Der Kluge lernt aus allem und von jedem, der Normale aus seinen Erfahrungen und der Dumme weiß alles besser.« So lautet sein berühmtes Fazit. Als ich nach neuen Wegen suchte, endlich meine Sucht zu besiegen, habe ich genau das gemacht: Sehr viele Fragen gestellt. Vieles habe ich gelesen – aber natürlich auch mit vielen Menschen gesprochen. Bei einigen möchte ich mich besonders bedanken. Auch sie waren Geburtshelfer dieses Buches.

Allen voran steht natürlich mein Mann, Dr. med. Bernd Guzek. Der hat meine Sucht als Ehemann viele Jahre tapfer ertragen und mich liebevoll immer wieder darauf hingewiesen, dass ich dabei bin, mich zu Grunde zu richten. Im Schweizer Gesundheitsfernsehen hat er davon erzählt: *Das Dilemma der Angehörigen.*

Als promovierter Arzt und gleichzeitig Angehöriger, hat mein Mann dieses Buch maßgeblich mitgestaltet, darauf bin ich stolz. Da funktionieren wir als Ehepaar übrigens anders, als Sokrates mit seiner Gattin Xanthippe. Die soll ihn mit ihrer Keiferei überhaupt erst aus der Tür und auf den Athener Marktplatz getrieben haben.

Tiefen Dank schulde ich meinen Kindern. Lasse, Lisa und Elias Guzek. Sie haben viele Jahre eine alkoholabhängige Mutter ertragen, mich aber ebenfalls auf meinem Weg aus der Sucht auf ihre Art begleitet. Danke dafür.

Dann sind da viele Mitglieder unseres Forums von »Alkohol adé«, die ich nur unter ihren Pseudonymen kenne. Sie haben mich an ihrer Reise aus der Sucht teilnehmen lassen. Ich durfte von ihnen viel lernen.

Ganz besonderer Dank gilt unserem Mitglied »cairni«, aka Sandra Fricke. Als der NDR in unserem Forum für die Reportage *Erfolgreiche Frauen und die Sucht* eine weitere Protagonistin suchte, fasste sie sich ein Herz. Wir beide sind uns vor laufender Kamera das erste mal persönlich begegnet. Nicht nur war das der Startschuss für ihr »Outing.« Sie hat sich seitdem vor allem auf das Thema »Sucht und Entspannung« als Coach spezialisiert. Schauen Sie mal vorbei.

Mein herzlicher Dank an Angela Ulrich und Andreas Rix. Beide sind im Team der *SoberGuides* und beraten ehrenamtlich Ausstiegswillige. Auch ihr Erfahrungsschatz ist in dieses Buch eingeflossen.

Auch Thorsten Padberg ein herzliches Dankeschön nach Berlin. Er ist Psychotherapeut und hat mir viel seiner kostbaren Zeit geopfert. Sein Bonmot zur Psychoanalyse, auch bei Suchterkrankungen, »wer schon im Loch sitzt, sollte besser nicht noch tiefer buddeln«, gehört seitdem zu meinem festen Wortschatz.

Danken möchte ich natürlich auch dem Heyne Verlag. Insbesondere David Heim, der sich meinen Vorschlag unter den Arm klemmte, ihn mit mir zum Buchkonzept schmiedete und dieses schwierige Thema mit ins Verlagsprogramm boxte. Dank natürlich auch an Karl Herbst, der das Projekt auf halber Strecke übernahm und es ebenso professionell weiterführte.

Danke an alle dafür, dass *Die Suchtlüge* das Licht der Welt erblicken durfte.

LITERATURVERZEICHNIS

Das Quellenverzeichnis zu diesem Buch können Sie kostenfrei unter folgender Internetadresse einsehen:
www.heyne.de/suchtluege

LINKS

S. 24: Youtube-Kanal »Alkohol adé«
https://www.youtube.com/@alkoholade/videos

S. 83: Youtube-Video »Inside the brain of a gamling addict – BBC News«
www.youtube.com/watch?v=BF5SzIN63w8&t=14s

S. 150: ADHS Selbsttest für Erwachsene
https://adhs-erwachsene.net/adhs-selbsttest/

S. 206: Artikel »Vergangenheit und Zukunft der Forschung zur Behandlung von Alkoholabhängigkeit«
https://www.ncbi.nlm.nih.gov/pmc/articles/PMC3887506/

S.217: Website »Alkohol adé«
http://www.alkohol-ade.com/sucht

S. 218: Youtube-Video »Alkoholsucht: Die Hilflosigkeit der Angehörigen | Erfahrungsmedizin | QS24 Gesundheitsfernsehen«
http://www.youtube.com/watch?v=1gNHOEj3GQU

S. 219: Website »Sandra Fricke«
https://sandrafricke.com/

S. 221: Literaturverzeichnis
www.heyne.de/suchtluege